国家出版基金项目
NATIONAL PUBLICATION FOUNDATION

中医历代名家学术研究丛书

主编 潘桂娟

Academic Research Series of Famous
Doctors of Traditional Chinese
Medicine through the Ages

"十三五"国家重点图书出版规划项目

战丽彬 编著

# 周慎斋

U0273751

全国百佳图书出版单位
中国中医药出版社
·北 京·

图书在版编目（CIP）数据

中医历代名家学术研究丛书．周慎斋 / 潘桂娟主编；
战丽彬编著 .—北京：中国中医药出版社，2022.8
ISBN 978-7-5132-7655-9

Ⅰ.①中…　Ⅱ.①潘…　②战…　Ⅲ.①中医临床—经验—
中国—明代　Ⅳ.① R249.1

中国版本图书馆 CIP 数据核字（2022）第 100748 号

中国中医药出版社出版

北京经济技术开发区科创十三街 31 号院二区 8 号楼
邮政编码　100176
传真　010-64405721
河北品睿印刷有限公司印刷
各地新华书店经销

开本 880×1230　1/32　印张 8　字数 201 千字
2022 年 8 月第 1 版　2022 年 8 月第 1 次印刷
书号　ISBN 978-7-5132-7655-9

定价　58.00 元
网址　www.cptcm.com

服 务 热 线　010-64405510
购 书 热 线　010-89535836
维 权 打 假　010-64405753

微信服务号　zgzyycbs
微商城网址　https://kdt.im/LIdUGr
官 方 微 博　http://e.weibo.com/cptcm
天猫旗舰店网址　https://zgzyycbs.tmall.com

如有印装质量问题请与本社出版部联系（010-64405510）
版权专有　侵权必究

2005 年国家重点基础研究发展计划（973 计划）课题"中医学理论体系框架结构与内涵研究"（编号：2005CB532503）

2009 年科技部基础性工作专项重点项目"中医药古籍与方志的文献整理"（编号：2009FY120300）子课题"古代医家学术思想与诊疗经验研究"

2013 年国家重点基础研究发展计划（973 计划）项目"中医理论体系框架结构研究"（编号：2013CB532000）

国家中医药管理局重点研究室"中医理论体系结构与内涵研究室"建设规划

"十三五"国家重点图书、音像、电子出版物出版规划（医药卫生）

2021 年度国家出版基金资助项目

项目来源及国家重点图书出版计划

**前言**

　　中医理论肇始于《黄帝内经》《难经》，本草学探源于《神农本草经》，辨证论治及方剂学发轫于《伤寒杂病论》。在此基础上，历代医家结合自身的思考与实践，提出独具特色的真知灼见，不断革故鼎新，充实完善，使得中医药学具有系统的知识体系结构、丰富的原创理论内涵、显著的临床诊治疗效、深邃的中国哲学背景和特有的话语表达方式。历代医家本身就是"活"的学术载体，他们刻意研精，探微索隐，华叶递荣，日新其用。因此，中医药学发展的历史进程，始终呈现出一派继承不泥古、发扬不离宗的繁荣景象。

　　中国中医科学院中医基础理论研究所，自2008年起相继依托2005年国家重点基础研究发展计划（973计划）课题"中医学理论体系框架结构与内涵研究"、2009年科技部基础性工作专项重点项目"中医药古籍与方志的文献整理"子课题"古代医家学术思想与诊疗经验研究"、2013年国家重点基础研究发展计划（973计划）项目"中医理论体系框架结构研究"，以及国家中医药管理局重点研究室（中医理论体系结构与内涵研究室）建设规划，联合北京中医药大学等16所高等院校及科研和医疗机构的专家、学者，选取历代具有代表性或学术特色突出的医家，系统地阐释与解析其学术思想和诊疗经验，旨在发掘与传承、丰富与完善中医理论，为提升中医师临床实践能力和水平提供参考和借鉴。本套丛书即是由此系列研究阶段性成果总结而成。

　　综观历史，凡能称之为"大医"者，大都博览群书，学问淹博赅洽，集百家之言，成一家之长。因此，我们以每位医家的内容独立成书，尽可能尊重原著，进行总结、提炼和阐发。本丛书的另一个特点是，将医家特色学术观点与临床实践相印证，尽可能选择一些典型医案，用以说明理论的实践价值，便于临床施用。本丛书列选"'十三五'国家重点图书、音像、电子出版物出版规划""医药卫生"类项目，收载民国及以前共102名医家。第一批61个分册，已于2017年出版。第二批41个分册，申报2021年国家出版基金项目已获批准，出版在即。

丛书各分册作者，有中医基础和临床学科的资深专家、国家及行业重点学科带头人，也有中青年骨干教师、科研人员和临床医师中的学术骨干，来自全国高等中医药院校、科研机构和临床单位。从学科分布来看，涉及中医基础理论、中医各家学说、中医医史文献、中医经典及中医临床基础、中医临床各学科。全体作者以对中医药事业的拳拳之心，共同努力和无私奉献，历经数年完成了这份艰巨的工作，以实际行动切实履行了"继承好、发展好、利用好"中医药的重大使命。

在完成上述科研项目及丛书撰写、统稿与审订的过程中，研究团队暨编委会和审订委员会全体成员精益求精之心始终如一。在上述科研项目负责人、丛书总主编、中国中医科学院中医基础理论研究所潘桂娟研究员主持下，由常务副主编陈曦副研究员、张宇鹏副研究员及各分题负责人——翟双庆教授、钱会南教授、刘桂荣教授、郑洪新教授、邢玉瑞教授、马淑然教授、文颖娟教授、陆翔教授、杨卫彬研究员、崔为教授、江泳教授、柳亚平副教授、王静波副教授等，以及医史文献专家张效霞教授，分别承担或参与了团队的组织和协调，课题任务书和丛书编写体例的起草、修订和具体组织实施，各单位课题研究任务的落实和分册文稿编写、审订等工作。编委会多次组织工作会议和继续教育项目培训，推进编撰工作进度，确保书稿撰写规范，并组织有关专家对初稿进行审订；最终，由总主编与常务副主编对丛书各分册进行复审、修订和统稿，并与全体作者充分交流，对各分册内容加以补充完善，而始得告成。

2016 年 2 月，国家中医药管理局颁布《关于加强中医理论传承创新的若干意见》，指出要"加强对传承脉络清晰、理论特色鲜明的古代医家的学术思想研究"。2016 年 2 月，国务院颁布《中医药发展战略规划纲要（2016—2030 年）》，强调"全面系统继承历代各家学术理论、流派及学说"。上述项目研究及丛书的编写，是研究团队对国家层面"遵循中医药发展规律，传承精华，守正创新"号召的积极响应，体现了当代中医人敢于担当的勇气和矢志不渝的追求！通过此项全国协作的系统工程，凝聚了中医医史、文献、理论、临床研究的专门人才，培育了一支专业化的学术队伍。

在此衷心感谢中国中医科学院及其所属中医基础理论研究所、中医药信息研究所、研究生院，以及北京中医药大学、陕西中医药大学、山东中医药大学、云南中医药大学、安徽中医药大学、辽宁中医药大学、浙江中医药大学、成都中医药大学、湖南中医药大学、长春中医药大学、黑龙江中医药大学、南京中医药大学、河北中医学院、贵州中医药大学、中日友好医院 16 家科研、教学和医疗单位对此项工作的大力支持！衷心感谢中国中医科学院余瀛鳌研究员、姚乃礼主任医师、曹洪欣教授与北京中医药大学严季澜教授在项目实施和本丛书出版过程中给予的悉心指导与支持！衷心感谢中国中医药出版社有关领导及华中健编辑、芮立新编辑、伊丽萦编辑、鄢洁编辑及丛书编校人员的辛勤付出！

在本丛书即将付梓之际，全体作者感慨万千！希望广大读者透过本丛书，能够概要纵览中医药学术发展之历史脉络，撷取中医理论之精华，承绪千载临床之经验，为中医药学术的振兴和人类卫生保健事业做出应有的贡献！

由于种种原因，书中难免有疏漏之处，敬请读者不吝批评指正，以促进本丛书的不断修订和完善，共同推进中医历代名家学术的继承与发扬！

《中医历代名家学术研究丛书》编委会

2021 年 3 月

一、本套丛书选取的医家，为历代具有代表性或特色思想与临床经验者，包括汉代至晋唐医家 6 名，宋金元医家 19 名，明代医家 24 名，清代医家 46 名，民国医家 7 名，总计 102 名。每位医家独立成册，旨在对医家学术思想与诊疗经验等内容进行较为详尽的总结阐发，并进行精要论述。

二、丛书的编写，本着历史、文献、理论研究有机结合的原则，全面解读、系统梳理和深入研究医家原著，适当参考古今有关该医家的各类文献资料，对医家学术思想和诊疗经验加以发掘、梳理、提炼、升华、概括，将其中具有理论意义、实践价值的独特内容阐发出来。

三、丛书在总体框架上，要求结构合理、层次清晰；在内容阐述上，要求概念正确，表述规范，持论公允，论证充分，观点明确，言之有据；在分册体量上，鉴于每个医家的具体情况不同，总体要求控制在 10 万～ 20 万字。

四、丛书的每一分册的正文结构，分为"生平概述""著作简介""学术思想""临证经验"与"后世影响"五个独立的内容范畴。各分册将拟论述的内容按照逻辑与次序，分门别类地纳入以上五个内容范畴之中。

五、"生平概述"部分，主要包括医家姓名字号、生卒年代、籍贯等基本信息，时代背景、从医经历以及相关问题的考辨等。

六、"著作简介"部分，逐一介绍医家的著作名称（包括现存、已经亡佚又经后人辑复的著作）、卷数、成书年代、主要内容、学术价值等。

七、"学术思想"部分，分为"学术渊源"与"学术特色"两部分进行论述。前者重在阐述医家之家传、师承、私淑（中医经典或前代医家思想对其影响）关系，重点发掘医家学术思想的历史传承与学术渊源；后者主要从独特学术见解、学术成就、学术特点等方面，总结医家的主要学术思想特色。

八、"临证经验"部分，重点考察和论述医家学术著作中的医案、医论、医话，并有选择地收集历代杂文笔记、地方志等材料，从中提炼整理医家临床诊疗的思路与特色，发掘、总结其独到的诊治方法。此外，还根据医家不同情况，以适当方式选录部分反映医家学术思想与临证特色的医案。

九、"后世影响"部分，主要包括"学术影响与历代评价""学派传承（学术传承）""后世发挥"和"国外流传"等内容。其中，对医家的总体评价，重视和体现学术界共识和主流观点，在此基础上，有理有据地阐明新见解。

十、附以"参考文献"，标示引用著作名称及版本。同时，分册编写过程中涉及的期刊与学位论文，以及未经引用但能体现一定研究水准的期刊与学位论文也一并列出，以充分体现对该医家研究的整体状况。

十一、附以丛书全部医家名录，依照时间先后排列，以便查验。

十二、丛书正文标点符号使用，依据中华人民共和国国家标准《标点符号用法》（GB/T 15834—2011）。医家原书中出现的俗字、异体字等一律改为简化正体字，个别不能对应简化字的繁体字酌予保留。

《中医历代名家学术研究丛书》编委会

2021 年 3 月

内容提要

　　周慎斋，名子干，又名之干，号慎斋；生于明正德年间（1506—1521），卒于万历年间（1585—1600）；江东太平县仙源（今安徽省黄山市）人，明代著名医家；著有《周慎斋医案稿》《慎斋遗书》《医家秘奥》等。周慎斋遵循《黄帝内经》《伤寒论》理论，承袭易水、河间学派思想，在温补领域贡献突出；临床擅长脉诊，精通内伤杂病诊治；注重以五行制化、阴阳升降之理认识及治疗疾病。周慎斋的"二十六字元机"，对后世影响颇深。本书主要内容，包括周慎斋的生平概述、著作简介、学术思想、临证经验、后世影响。

周慎斋,名子干,又名之干,号慎斋;生于明正德年间(1506—1521),卒于万历年间(1585—1600);江东太平县仙源(今安徽省黄山市)人,明代著名医家;著有《周慎斋医案稿》《慎斋遗书》《医家秘奥》等。周慎斋遵循《黄帝内经》《伤寒论》理论,承袭易水、河间学派思想,在温补领域贡献突出;临床擅长脉诊,精通内伤杂病诊治;注重以五行制化、阴阳升降之理认识及治疗疾病。周慎斋的"二十六字元机",对后世影响颇深。

关于周慎斋学术的现代研究情况,笔者利用中国知网(CNKI)、读秀学术检索平台等多个数据库,搜集到1977年至2020年间的相关论文89篇,引用周慎斋相关论述的著作39部。其中,多数是对周慎斋辨治内伤杂病、遣药制方学术思想的论述及探讨。目前为止,尚未见到有关周慎斋的学术研究专著出版。

本书旨在全面系统地整理、归纳周慎斋的学术思想及其源流,发掘并探讨其具有代表性与原创性的学说和理论特点,总结其临床经验与辨证施治规律。研究中,主要立足于周慎斋原著内容的梳理、分析与融合,同时参考古今相关著作及研究文献所论,对周慎斋的生平事迹、著作特点、学术渊源、学术特色、临证经验及后世影响等加以总结性论述。在学术思想部分,在阐明其学术源流的基础上,分别从阴阳脏腑、五行制化、辨证施治等方面论述其学术特色;在临证经验部分,按照内、外、妇、儿等科病证分类论述,选载部分医案并附以按语,阐释周慎斋的用药特点及学术思想,以突出其理论创新和临证精华。

本项研究所依据的周慎斋著作版本：《慎斋遗书》，熊俊校注，中国中医药出版社，2016 年第 1 版；《医家秘奥》，任启松校注，中国中医药出版社，2011 年第 1 版；《慎柔五书》，任启松校注，中国中医药出版社，2011 年第 1 版。

参与本书编写的人员，还有任威铭、冯芮琪、崔荣兴、赵春燕、杭天怡、赵田、郭航、陆霖峰。

衷心感谢参考文献的作者及支持本项研究的各位同仁！

辽宁中医药大学　战丽彬

2021 年 8 月

目

录

# 周慎斋

## 生平概述

周慎斋，名子干，又名之干，号慎斋；生于明正德年间（1506—1521），卒于万历年间（1585—1600）；江东太平县仙源（今安徽省黄山市）人，明代著名医家；著有《周慎斋医案稿》《慎斋遗书》《医家秘奥》等。周慎斋遵循《黄帝内经》《伤寒论》理论，承袭易水、河间学派思想，在温补领域贡献突出；临床擅长脉诊，精通内伤杂病诊治；注重以五行制化、阴阳升降之理认识及治疗疾病。周慎斋的"二十六字元机"，对后世影响颇深。其弟子查万合、胡慎柔、石震等，传承周慎斋之学，皆成为名医大家，后世私淑者甚多。

# 一、时代背景

明嘉靖年间（1522—1566），中国传统封建社会高度成熟，并开始起步向新的近代社会转型，经济结构与社会结构都出现了转变。经济、社会、政治、习俗的新变化，对社会思想及文化艺术产生了重要的影响。学术方面，实学精神弘扬，人文思潮潜动，包括医药学在内的古代科学技术，得以系统总结与创新发展。明代是内科杂病学术全面发展并达到空前繁荣的时期；尤其是温补学派的盛行，对内科杂病的诊治产生了巨大影响。温补学派发展了易水学派的脏腑病机学说，在理论和临床实践方面，特别是在温养补虚治疗脾胃病和肾病方面，积累了丰富的经验，对后世临床各科产生了深远的影响。

从地缘背景来看，江南吴地自古以来经济发达；时至明朝，农业和工商业发展达到鼎盛，并带动文化、学术、科技、教育高度发展。开放的经济贸易和文化心态，给医学界带来重视交流与论争的学术风气。在周慎斋生活的江东太平县，钟灵毓秀，人杰地灵，历朝各代，人才辈出，创造出辉煌的业绩。明嘉靖时期，徽州地区的新安医学进入了全面发展的阶段，医学名家大量涌现，纷纷著书立说，出现了百家争鸣的繁荣景象。浓厚的医学氛围，对周慎斋医学思想的形成产生了一定影响。

元末明初，由于丹溪学说盛行，不少医生拘泥于清泻相火，医界形成恣用苦寒药物之流弊。薛己在深入研究前人学术思想的基础上，结合临证心得阐明自己的学术见解，其在理论上强调重视脾胃，注重脾胃与肾命的关系，在治疗上善于温补，对明代以后诸家逐渐深化对肾命的探索，产生了一定的影响。以薛己为先导的一些医家，在继承李杲脾胃学说的基础上，进而探讨肾与命门的病机；从阴阳水火不足的角度，探讨脏腑虚损的病机与辨证治疗；强调脾胃和肾命阳气对生命的主宰作用，建立了以温养补虚为临床特色的辨治虚损病证的系列方法。这些医家在辨证施治方面，立足于先后天，或侧重脾胃，或侧重肾命，而善用甘温之味，后世称为"温补学派"。这些学术思想，对周慎斋产生了一定影响。同时，周慎斋变通化裁，脱其窠臼，不为所泥，终成一代名医。此外，《黄帝内经》《伤寒论》等经典著作，奠定了脾阴学说的理论基础。周慎斋早年习医之时，对《黄帝内经》和《伤寒论》等，有比较深入的学习与研究。脾阴学说发端于南宋，发展于金元；到明清时期，脾阴学说发展到相对成熟的时期。《慎斋遗书》中有相关条文，对脾阴学说有所阐释，为后世脾阴学说的研究提供了参考。

## 二、生平纪略

周慎斋，江东太平县仙源（即今安徽省黄山市）人，生于明正德年间

（1506—1521）。

周慎斋幼时，虽贫病交加，但喜好读书，为人刚正禀直。少时体质瘦弱，腿部有疾，行履蹒跚，被认为是不长寿的象征。为治疗腿疾，周慎斋发愤自学医术，自行矫正行走时的步态，最终使步行端正，举足迈步均与常人无异。中年又患中满之疾，痛楚不堪，遍访名医诊治而疗效甚微。周慎斋广搜方书，一日受到天空中云月之启发，大悟"阳气通畅，则阴翳顿消"，因而自制和中丸，服药约一月便痊愈。在此过程中，周慎斋的医学水平有了明显的进步。

周慎斋平日多学善思，善于从生活现象思考医学。如其所言，"常看古方用水一盏，煎四五分，素以为可笑。今思之，甚有理，此乃治脉虚、形虚、病虚之剂法也"（《医家秘奥·三书·卷之一》）。周慎斋潜心于岐黄之学，研读《黄帝内经》《伤寒论》等医学经典，且善于吸取各家学术之长。其敬仰张元素、李杲的学问并尊其为师，同时还学习刘完素的著作。周慎斋学医过程中，为了验证自己的学术观点，曾问难于吴郡名医薛己（字新甫，号立斋）数日，并在交流的过程中，对自身学术进一步系统化。后归住查源溪家十余年，查源溪与周慎斋以理学相契，堪称莫逆之交。查氏子弟多跟随周慎斋从游学习，其中门人成业者众多，有查万合、胡慎柔、石震等。周慎斋评价其众多弟子时，认为多各有所缺，只能专于一门；而查万合，即"了吾纯静，可得全学"。查万合旦夕承训，后来也终成一代名医；并将自己的学生胡慎柔，复荐之于恩师周慎斋处深造。

周慎斋情系百姓，一生忙于诊疗而无暇著书。现存的《慎斋遗书》《周慎斋医书》《医家秘奥》，均是其本人口述，连同病例、医案，全部传授给弟子后，由其弟子整理而成。如胡慎柔在《慎柔五书》记载："慎斋先生名满海内，从游弟子日众，师随侍，每得其口授语，辄笔之。先生初无著述，今有语录数种行世，多师所诠次也。"明万历元年（1573），查万合将恩师口授、验方等，整理编为《周慎斋三书》，流传至今。康熙四十四年（1705），医家姚球（字颐真，号勾吴逋人）再次整理《慎斋遗书》，其为《慎斋遗书》所作序言称："明季江东周之干慎斋氏，生乎二千年后，而独得仲景之精髓，直驾李刘朱张而上，有非季世俗医所能仿佛二三也。"由此可见周慎斋医名之著，对后世医家影响之深（此前有观点认为整理者为吴球，并将该序言称为吴序。经郑金生考证，应为姚球）。查万合学成后，医游毗陵（今常州）、吴门（今苏州）、金陵（今南京）30 余年，著有《查了吾正阳篇选录》，周慎斋之书多出其诠次，医说遂流传于毗陵等地。

# 三、从医经历

　　周慎斋由于幼年腿疾及中年中满之疾，故潜心于岐黄之道，学习医学经典及各家著述，同时刻苦自学钻研医术，后师从薛己深造数十年。其一生从事临床诊疗，心系百姓，终成一代名医，并培养了众多优秀的弟子。

　　周慎斋治学有方，学验俱丰。其治病，善以阴阳升降、五行制化为法；其用药，不拘门户之见，变化心裁，以辨证施治为要。由于周慎斋医术高明，救治病人甚众，在当时享有盛名。其在嘉靖年间（1522—1566）已名闻江南，与当时的新安名医汪机、徐春甫、方有执等齐名海内。清·杨时泰所辑《本草述钩元·武进阳湖合志》记载："自明以来，江南言医者，类宗周慎斋。"周慎斋在学术上，远绍李杲，近宗薛己，故亦被后人视为温补派。

　　周慎斋的学术特色在于，擅长脉诊，精通内伤杂病诊治；善以五行制化、阴阳升降之理，解释及治疗疾病。在其著作中，深刻阐述了阴阳五行生化学说，认为对于人体健康而言，调整阴阳五行才是最终目的。在临床诊疗中，熟练运用五行生克关系，以其为掌握脏腑病理变化及治疗用药的依据。由于学术源流的关系，周慎斋亦善于调理脾胃，并形成了一套完整的体系。在长期的临床实践中，周慎斋尤重辨证，并将毕生的治疗经验、心得、体会，总结概括为"二十六字元机"。

周慎斋认为，欲明医道必明天地之道，强调阴阳平衡是人体健康的根本；同时，又有"人身以阳气为主，用药以扶阳为先"之说。在其"阴阳并重，以扶阳为先"的理论中，"扶阳"主要指胃阳，这与其重视脾胃的学术思想有关。周慎斋远绍李杲、近宗薛己，故在治疗内伤杂病时尤为重视脾胃，对脾胃学说有很深刻的见解，常采取治、理、调、补、和、养等法调理脾胃。周慎斋受薛己影响，临证喜以六味地黄丸、八味地黄丸、补中益气汤等方治病。然周慎斋不落窠臼，能变通用药，不执死方以治活病。周慎斋总结临证经验，创立了包括"理、固、润、涩、通、塞、清、扬、逆、从、求、责、缓、峻、探、兼、候、夺、寒、热、补、泻、提、越、应、验"的"二十六字元机"。此乃周慎斋辨证施治思想之精华，内涵丰富，论述精要，别具特色，对临床诊治颇有启发和指导意义。

综上所述，周慎斋是一位学验俱丰、成就卓著的名医大家。其重视脾胃，推崇温补，善用阴阳升降、五行制化理论指导临床诊疗，对后世产生了深远影响。从另一方面而言，其虽重温补之法，但临床善于变化心裁，不拘成规，辨证施治择善而从；其立论亦多中肯，尤多心得，不失为一家之言。

周慎斋

著作简介

周慎斋中年因病自习医学，潜心研读《黄帝内经》《伤寒论》等医学经典；私淑张元素、李杲，复参以刘完素之学术，而化裁则宗诸薛己，其心悟道，洵为至论。因其阐发病因病机，每能独出心裁，医名甚著，影响颇大。周慎斋谙熟医理，长于临床，因忙于诊疗，无暇著书；仅传于世的基本著作，也大都由其门人记录和整理。在《中国中医古籍总目》和《全国中医图书联合目录》中，收录的以周慎斋命名的传世医书有《周慎斋医书》（4卷）、《周慎斋医案稿》（3卷）、《慎斋遗书》（4卷）、《周慎斋三书》（3卷）、《周慎斋先生经验秘传》（3卷）。清·陈嘉璚所编《医家秘奥》中，收录有"周慎斋先生脉法解"2卷、"周慎斋先生三书"3卷。

# 一、《周慎斋医书》

《周慎斋医书》，约成书于明万历元年（1573）。此书由周慎斋门人记录，复经后人整理而传世。本书共计4卷，卷一，论述脉法用药、用药论、太素脉等篇；后3卷，论述中风、伤寒、虚损、痰火、咳嗽、痿痹、霍乱、泄泻、痞满等内科杂病及部分五官科病症。对每一病症，均详述病因病机、症状、分型、治法、方药，间附医案，以相发明，具有重要的临床参考价值。

**版本概况**：清抄本，分藏于中国中医科学院图书馆及上海中医药大学图书馆。

## 二、《周慎斋医案稿》

　　《周慎斋医案稿》，约成书于明万历元年（1573）。此书由周慎斋门人记录，并经后人整理后传世，未经校正，每有文辞重复之弊。但书中对脉象论述细准，对病症分析缜密；其医案辨治之精慎，远超一般所知所得。据统计，全书仅有112例验案，且医案大多间附在"内伤心法、似外感、自下、自吐"等几大门类之中，言简意赅，容量只占全书总体内容的五分之一左右。名之医案者，乃"志之以示戒也"，称稿者肯定不是定本，故题曰《周慎斋医案稿》。因此可以说，《周慎斋医案稿》实为周慎斋的医论及医案汇编。

　　《周慎斋医案稿》中，记载了周慎斋对脉法、辨证、方药的应用体会，治疗伤寒、伤风、瘟疫、虚损、痨病、潮热、伤食、喘嗽、中暑、中热、中湿等病症的临床经验，以及对汗、吐、下等治法的灵活运用。其中，总结内科、外科、妇科及儿科验案凡112例，体现了周慎斋的用药理念和特色，反映了周慎斋的治病思想及临床经验，具有独到之处。而且，不少内容还能与《慎斋遗书》《医家秘奥》《慎柔五书》等相印证，具有不可忽略的学术与文献价值。

　　**版本概况：**清·胡念庵抄有《周慎斋家藏医案》，或为《周慎斋医案稿》抄本。现存明代手抄本，藏于首都医科大学图书馆、上海中医药大学图书馆、苏州市图书馆三处。其中，苏州市图书馆所藏为残本。据《中国中医古籍总目》医案医话类记载，《周慎斋医案稿》共3卷。也有学者言此书不分卷，共计39篇。1961年版《中医图书联合目录》，载有《周慎斋医案稿》3卷。其有按语曰："此书仅有片段医验，故附于此（综合性图书），而不入医案类。"

关于《周慎斋医案稿》的流传，据清末著名藏书家、目录学家耿文光的《万卷精华楼藏书记》记载："《慎斋医案》三卷，国朝周之干撰，钞本。慎斋亦近代名医也，其书无刻本，此其手稿，中有涂改之处，前后无序跋，盖未成之书。"耿文光兼通医道，寻求此书数十年，乙酉岁（1885）得于故家，如获至宝，其于此中受益不少，并著录之，只惜无好事者为之刊行。《石震僧慎柔传》中称，"周之干名满海内，而初无著述"。民国谢观编著的《中国医学大辞典》中，也曾厘定"此书当亦后人或及门所集"。此说恰与《慎柔五书·慎柔师小传》所言"慎斋先生名满海内，从游弟子日众，师随侍，每得其口授语，辄笔之。先生初无著述，今有语录数种行世，多师所诠次也"相合。胡慎柔将临证手札及著述授于弟子石震，由石震订正撰成《慎柔五书》等。因此可以认定，《周慎斋医案稿》为周慎斋传学之秘本，系周慎斋晚年总结平生医疗经验之所集，由周慎斋门人录其言谈整理而成，并有所增益。如在医案"一人五年前吐血咳嗽，后因房劳复被风雨……但音哑虚烦，用八味丸而安"之后，附有门人评语："被风雨而为寒，热阳为寒郁交相争也……此法高出千古。"经比对，《周慎斋医案稿》约 2/3 的论述，见于《慎斋遗书》《医家秘奥》《慎柔五书》，医文如出一辙。

# 三、《慎斋遗书》

《慎斋遗书》，约成书于明万历元年（1573），书成未刊。由于该书内容为周慎斋晚年之心得，大多出于门人整理，未经校正，每有隐晦重复之弊。全书共 10 卷，系由周慎斋口授，门人记录，并经后人整理而成的一部综合性医书。卷一，载"脏腑阴阳""亢害承制""气运经络"等篇，统论脏腑阴阳升降、五行亢害承制等与疾病的关系，及其在辨证上的运用。卷二，论望色切脉。卷三，以歌诀形式阐述二十六字元机。卷四，叙述用药权衡与药物炮制。卷五，阐述古方。卷六，分寒热，辨内外伤，寒、热等十目，详加阐述。卷七至卷十，分述妇人、小儿、五官、外科九十八种病证的诊治心得，间附其验方、验案以佐证其说。本书反复强调"凡病不起于先天，即起于后天，是先天后天，皆为人身万化之本矣。然其真本，又惟在元阳一气"(《慎斋遗书·卷之一·阴阳脏腑》)，并据以阐发其"人身以阳气为主，用药以扶阳为先"(《慎斋遗书·卷之一·阴阳脏腑》)的学术主张；又从"天生地成"的角度，发明肾与脾有先后天生成之义；主张"百病皆由胃气不到而不能纳肾，以致先后天生成之气不能相和所致"(《慎斋遗书·卷之一·阴阳脏腑》)，创立以脾肾为中心的脏腑病机理论；并深入剖析脏不藏精、脏气偏亢、脾胃之气不及各脏、诸脏之气不纳于肾等病机演变规律，指导辨证治疗。其论治诸病，皆从阴阳升降、五行制化、气运胜复等角度，考究病源，推衍病机，确立治法；并将其临证体验归纳为理、固、润、涩、通、塞、清、扬、逆、从、求、责、缓、峻、探、兼、候、夺、寒、热、补、泻、提、越、应、验"二十六字元机"，体现出精究医理、注重辨证、擅长内伤虚损调理的特色。书中诸案，多以保元汤、归脾丸、补中益气汤、六味地黄丸、八味地黄丸等方剂取效。其用药偏重温补，亦不废攻夺；每能因势利导，相济而行，颇为后人推崇。总之，本书内容相当丰富，心得颇多，系周慎斋晚年治学心得及临证经验之汇编。其论说皆宗医经要旨，旁及张元素、李杲诸家之说，并会通薛己心法，结合其数十年临床经验而阐发。在各病证治篇中，有论有方，有心得，有验案；有理可据，有法可求，有方可用，有案可仿，很有临床实用和指导价值。

**版本概况：**清康熙四十四年（1705），有姚球（字颐真，号勾吴通人，堂号学易草庐）整理，周慎斋口授，门人记录之书，加以删润后厘定为10卷，使该书得以传世。迨清乾隆三十九年（1774），由王琦（字载韩，号琢崖，晚号胥山老人）得睹勾吴通人（名姚球）删订本，并借获张扶东、钱登谷诸藏本互参补正，刊行流传。清道光二十九年（1849）目耕堂刊行，1919年绍兴育新书局石印。1935年，曹炳章重为校定石印后，编入《中国医学大成》；1959年上海科学技术出版社出版，名《慎斋遗书》。

## 四、《周慎斋三书》

　　《周慎斋三书》，又名《慎斋三书》，共计3卷，约成书于明万历元年（1573）；系门人查万合（字了吾），据周慎斋口述笔录整理而成，也有言是周慎斋本人所著。后由清·陈嘉璲（字树玉，号友松居士）编辑整理，与《周先生脉法解》一并收录于陈嘉璲所著《医家秘奥》，于清乾隆十四年（1749）由道南堂刊行于《医学精粹》而传世。书中包括《口授记录》《内伤杂语》《医案》各1卷。主要载述周慎斋有关病机、脉诊、辨治等方面的医论及验案。其中对内伤脾胃治法及补中益气汤等方药应用论述颇详，是临床不可多得的参考文献。

　　**版本概况：**现有清顺治（1644—1661）刻本、康熙（1662—1722）刻本及乾隆十四年（1749）道南堂刊《医学精粹》本。

## 五、《周先生脉法解》

　　《周先生脉法解》，全书共计2卷，约成书于明万历元年（1573）。全书载录周慎斋所述脉法凡七十八条。此书立说不举病证，但论脉象及相应病机、方治；脉法虽详于内伤虚损，而于六淫外感各症正体变局，各种脉象皆比较明白；陈嘉璲注文详析各条脉象、病机、鉴别及方治，阐发殊为详尽。周慎斋精通脉学，其在辨别内伤虚损之脉象时，善于运用五行脏腑间的生克关系、左右手阴阳循行等进行解释。此书为周慎斋之脉诊精华，对后人学习脉诊有指导作用。

**版本概况：** 原书经清·陈嘉珣编辑整理，与《周慎斋三书》一并收录于陈嘉珣所著《医家秘奥》；于清乾隆十四年（1749），由道南堂刊行于《医学精粹》而传世。

# 六、《周慎斋先生经验秘传》

《周慎斋先生经验秘传》，成书年代不详。全书共 2 卷，未著撰者。此书阐发了内科常见病症的病因病机及治疗规律；每病之后皆附医案数则，诸案对病症治疗过程及药物剂量皆有详细记载。

**版本概况：** 现存抄本，藏于山东中医药大学图书馆。

# 周慎斋

学术思想

# 一、学术渊源 🦢

周慎斋中年因病潜心钻研岐黄之学，研习《黄帝内经》（以下简称《内经》）、《伤寒论》等经典著作，私淑张元素、李杲，参以刘完素，又曾就教于薛己，兼收各家之长。《慎斋遗书·吴序》中，更是高度评价其"独得仲景之精髓，直驾李刘朱张而上，有非季世俗医所能仿佛二三也"。周慎斋在继承中医经典理论及历代各家学术思想的基础上，融入自己的理论认知及临证经验，形成了独特的学术思想与临证特色，对中医学术的发展具有重要的理论价值及临床意义。

## （一）理论渊源于《内经》

### 1. 根基于《内经》阴阳五行思想

#### （1）对阴阳学说的继承

《内经》理论，对中医学的理论发展与临床实践有着深远的指导意义。其中以阴阳五行为代表的中医哲学思想，是中医学颇具特色的思维方式。《内经》中阴阳、气机升降、五行、五脏等理论，在《慎斋遗书》中得以充分的体现。周慎斋以阴阳升降、五行生化之理，阐释疾病发生的机理，并且熟练地运用五行制化关系，为认识脏腑病理变化及治疗提供依据。

"阳生阴长，阳杀阴藏"，是中医学阴阳学说的核心内容之一，包涵了阴阳变化之道，在《内经》中出现两处。一处是《素问·阴阳应象大论》"阳生阴长，阳杀阴藏"，另一处是《素问·天元纪大论》"天以阳生阴长，地以阳杀阴藏"。周慎斋在《慎斋遗书·卷之五·古经解》中指出："阳生阴长，春夏之令也，阳杀阴藏，秋冬之令也，阴阳互为消长。"又曰："阳生阴长，阳杀阴藏。"都是阴阳消长的正常现象，春夏属阳，秋冬属阴。自然界的万物，在春夏随着阳气的上升而生长，在秋冬随着自然界阳气的下沉敛藏而收藏。"春主阳，阳盛则阴生，故至夏至则六阳极而一阴生矣，至秋则阳气渐退，此即所谓阳杀也。杀者，衰也，谓阳渐衰也。至冬则阳气皆退藏于阴，虽藏于阴，而一阳即来复于冬至之日"（《慎斋遗书·卷之五·古经解》）。凡事物的发展变化，都要遵循一个"度"；超越了"度"的界限，大多会向相反的方向变化。中医学强调当顺四时而养生，使得气机条畅，得以却病延年。

升降理论，是阴阳学说的重要内容之一。其将指导思想融入阴阳五行和脏腑学说，来阐述气升降出入的运动形式。《素问·阴阳应象大论》载："清阳为天，浊阴为地；地气上为云，天气下为雨；雨出地气，云出天气。故清阳出上窍，浊阴出下窍；清阳发腠理，浊阴走五脏；清阳实四肢，浊阴归六腑。"《素问·六微旨大论》载："升降出入，无器不有。"此论阴阳升降在自然界及人体上的体现，即天人相应之道。周慎斋运用阴阳升降理论，判断脏腑的生理特点。明确提出"心肾相交"，阐明"心肾相交，全凭升降……肾属水，水性润下，如何而升？盖因水中有真阳，故水亦随阳而升至于心，则生心中之火。心属火，火性炎上，如何而降？盖因火中有真阴，故火亦随阴而降至于肾，则生肾中之水。升降者水火，其所以使之升降者，水火中之真阴真阳也"（《慎斋遗书·卷之一·阴阳脏腑》）。所以，治疗心肾不交之证，当以平为期，使得阴降阳升。

### （2）对五行学说的继承

人体内五行对应五脏，自然界的某些现象与人体是相得益彰的。五行之间相互协调，大自然就能生机盎然。人亦如此，五行生克有序，则人体精力旺盛。

五行之间既相互资生又相互制约，以维持五行之间的协调和稳定。《素问·六微旨大论》载："亢则害，承乃制，制则生化，外列盛衰，害则败乱，生化大病。"当一气亢盛过极时，相对应的承制之气无法正常起作用，正常的生克关系遭到破坏，人体出现"亢而不自制"的情况，就会发生疾病。如《慎斋遗书·卷之一·亢害承制》所述，"人受气以成形，气失其平则成病"。在此基础之上，周慎斋提出"五脏分属阴阳，阴阳全赖生克"（《慎斋遗书·卷之一·阴阳脏腑》）和"五行不克则不生，在五脏亦然"（《慎斋遗书·卷之一·亢害承制》）。其认为五脏之气的平和，关键在于能"互为生克，相生相克，相制相化，而无过与不及之病"（《慎斋遗书·卷之一·亢害承制》）。若一脏失和，必然影响他脏，主要有两种途径：一是"母不藏者子不发，子不发则病仍及于母"（《慎斋遗书·卷之五·古经解》），或母病及子，或子病及母，即母子同病，指的是疾病发展趋势；二是"因当时之过旺而及于妻者"的"夫妇俱病"（《慎斋遗书·卷之一·亢害承制》），是根据五脏生克的顺序，如"火不藏则肺病，金不藏则肝病，木不藏则脾病，土不藏则肾病，水不藏则心病"（《慎斋遗书·卷之五·古经解》），是指当时之病。周慎斋依此五脏制化的理论，推断疾病的发展趋势及疾病当时之演变，为治疗制定法则。

### 2. 继承《内经》脉学理论

《慎斋遗书》《医家秘奥》中，同样闪烁着《内经》脉学理论的光辉。周慎斋以阴阳属性、四时五脏分类脉象，成为其辨证施治思想体系中的重要组成部分。

阴阳是中医学阐释人体生命活动、病理变化，并指导诊断治疗的基本纲领。《内经》在分析脉理、阐述脉法、分类脉象时多征引阴阳之论，确立以阴阳为纲的论脉总则。如《素问·脉要精微论》载："微妙在脉，不可不察；察之有纪，从阴阳始。"周慎斋以阴阳属性论述尺脉特点，阐明"左尺脉主水，有坎象焉，是为阴中之阳也；右尺脉主火，有离象焉，是为阳中之阴也"（《慎斋遗书·卷之二·望色切脉》）。所以，左尺表现为浮大而无力时，为肾水亏虚；右尺表现为沉而细数或浮大有力时，为阳中之阴虚。两部不同的脉象特点表现为同一证候，其根本原因在于左右尺脉不同的阴阳属性。

《内经》诸多篇章，多次提及"四时五脏脉"的形态与诊断意义。脉应四时，是人与天地相参在脉象上的反映，体现了天人相应的整体观。如《素问·玉机真脏论》载："春脉者肝也，东方木也……故曰弦；夏脉者心也，南方火也……故曰钩；秋脉者肺也，西方金也……故曰浮；冬脉者肾也，北方水也……故曰营。"机体顺应自然界的变化，而出现的四时脉象特点，突出了人与自然界的密切关系，体现了人体脏腑阴阳、气血经络活动与自然界四时气候周期性变化相适应的节律性。《素问·脉要精微论》载："微妙在脉，不可不察；察之有纪，从阴阳始；始之有经，从五行生，生之有度，四时为宜。补泻勿失，与天地如一，得一之情，以知死生。"脉应与四时合宜，则为无病之脉。而"反四时者，有余为精，不足为消。应太过，不足为精；应不足，有余为消"（《素问·脉要精微论》）。周慎斋论述说："反四时者，脉气反四时也。"（《慎斋遗书·卷之五·古经解》）与四时阴阳变化相反的是脉中的精气，"有余，精气并也，并于上则下虚，并于下则上虚，故有余为精"（《慎斋遗书·卷之五·古经解》）；脉象有余，是邪气盛实的表现。邪气盛，实于上则下虚，反之则上虚。所以，脉显有余之象，而不顺应四时，是因邪气盛实所致；"不足，正不足也。故不足为消，应太过"（《慎斋遗书·卷之五·古经解》）。脉象不足，是正气不足的表现。所以，脉应该太过而表现出不足之象，是因正气虚损所致。

## （二）临证效法张仲景

《伤寒论》创立了辨证施治的原则和诊治方法。其首载"辨证"一词，"乃勤求古训，博采众方……并平脉辨证"（《伤寒论·序》）；而"观其脉证，知犯何逆，随证治之"（《伤寒论·卷第六·辨太阳病脉证并治上》），正是辨证施治精神的体现，是对中医临床思维的高度概括。

周慎斋受张仲景辨证施治思想的影响，在《慎斋遗书》中专设"辨证施治"一篇。其对每种疾病的论述，均具备病、证、病因病机、治疗原则和处方用药等辨证施治要素。如《慎斋遗书·辨证施治》载："凡读书人，精神恍惚，汗出不睡，或泄泻，或多痰，病虽不一，要之皆发于心脾。盖思虑多则心火乘脾，君不主令，相火用事。倘不清其源，正其本，阳气愈陷，病气愈盛，归脾汤之类。"此外，周慎斋主张，辨证施治要有整体观念。其曰："凡治伤寒，须识内伤；医内伤，须防外感；外感伤寒，俱从正治；凡有表证，俱属里虚。"（《慎斋遗书·卷之二·辨证施治》）指出"症类伤寒种种，发热实非伤寒。医不明此，骤用麻黄、紫苏、荆芥大发其汗……又大下之……此伤而又伤，所谓实实虚虚，损不足益有余，如此死者，医杀之耳"（《慎柔五书·虚损第三》）。在治疗上，周慎斋辨证施治，针对病情之轻重、气血之不足、阴火之盛衰等，灵活运用汗、吐、下、补等治法，酌情选用方药。如"气血两虚，十全大补汤；阴虚火动，脉洪大而不作泻，六味汤加人参"（《慎斋遗书·卷之二·辨证施治》）。周慎斋遵循张仲景"观其脉证，知犯何逆，随证治之"的辨证施治原则，并从"生死脉"篇萌发出"标本从逆之，必明五脏药由之"的论断。然而，又认为"若拘于五脏中用药，犹是见病治病，其何能效"？说法看似相互矛盾，实际是整体观念下的辨证施治在用药中的具体体现。

## （三）私淑易水学派医家

张元素、李杲为金元时期易水学派的代表人物。易水学派建立了以寒热虚实为纲的脏腑辨证体系。金元时期，民众终年处于战乱，多饥饿劳倦，易形成内伤病证。这一社会环境因素，为易水学派的形成，提供了大量临床实践机会。周慎斋深受易水学派的思想影响，继承并进一步发展了脏腑辨证理论。

### 1. 对张元素学术的继承与发展

张元素作为易水学派的开创者，其主要学术思想体现在脏腑辨证学说和遣药制方论。脏腑辨证学说的主要内涵，是各脏腑皆有寒热虚实，故不能脱离脏腑讨论病机；讨论脏腑病变，亦不能脱离寒热虚实。在此基础之上，根据药物的气味归经，用于治疗脏腑寒热虚实之证。周慎斋受其影响颇深。清·杨时泰在《本草述钩元》中评价说："江南以脏腑五行论病，始于周慎斋。"

以周慎斋辨治脾胃病证为例，其治则治法主要以补虚泻实为主。周慎斋将调理脾胃分为治理、调和、养补之不同。所谓"治理"，即消克清理，多用山楂、神曲、麦芽之类的药物，主要以攻伐贼邪为主，谓之治；用四君子汤谓之理，合为治理。"调和"，即"用参苓白术散加益智谓之调，此药能上、能下、能中，故云调；用四君子汤，寒加干姜，热加川连，谓之和，有热去热，有寒去寒，故云和"（《慎斋遗书·卷之四·用药权衡》），合为调和。此为攻补并用、表里同治之法，参苓白术散加益智与四君子汤，有补脾气之能，属于补法治里；干姜、黄连能祛寒祛热，属于泻法治外。"养补"，即"四君子汤等分用之谓之养，等分均平，不攻不入，故云养。补者不必正治，但补肾令脾土自温，谓之补。补者补其母也。土之母，命门火是也"（《慎斋遗书·卷之四·用药权衡》）。

### 2. 对李杲学术的继承与发展

李杲的学术思想，主要反映在以下三个方面：脾胃论、内伤论、升阳泻火用药论。脾胃论的主要精神，体现在脾胃与元气的关系、脾胃为人体气机升降的枢纽。李杲提出，脾胃伤则元气损伤，从而引起"气火失调"与"气机升降失常"，随之运用升阳泻火法治疗脾胃内伤病证。李杲的脾胃学术思想，在周慎斋的著作中有比较充分的体现。

**（1）对脾胃内伤理论的继承与发展**

脾主气血，生化万物。周慎斋则以为"脾主气"主要体现在脾运转中气，使之上升；"中气以空为贵，其所以能空者，由脾能运转，阳气上升而后中能空也"（《慎斋遗书·卷之六·内伤》）。中气是人身之根本，位于脐中空处，中气布散至全身而为空。脾的运转，能将中气上升，然后输布全身。至于"脾主血"，脾胃运化的水谷，化生人体生命活动所需的血液。周慎斋从心脾与血的关系角度，认为脾为生血之源。如"脾气行则心有所奉而血生。故心生血，脾统血，心、脾二经皆生血之原也"（《慎斋遗书·卷之五·古经解》）。此外，还明确提出脾为生血之源，言"脾胃者，又阴阳气血之归本处，胃为气之原，脾为血之原"（《慎斋遗书·卷之二·望色切脉》）。周慎斋还强调，气血的化生有赖脾胃之气的升发。"人身阳气之统阴，真如天之包地。天之阳气上升，斯地之阴气不绝。若天气不足，则地无生生之意矣……人得天地之气而生，以血为主，而胃乃生血之源。人之阳气升举，即血之阴布于四体"（《慎斋遗书·卷之一·阴阳脏腑》）。

元气在维持人体生命活动中，起着至关重要的作用。"人贵保元，而治病者，亦以保元气为首务也"（《慎斋遗书·卷之一·亢害承制》）。而元气需要靠脾胃水谷之气不断补充，脾胃内伤、升降失常就会导致疾病的发生。周慎斋主要继承李杲的"阴火"上冲理论，指出饮食劳倦等致病因素造成的脾胃之气耗伤，会导致气虚、气陷，引起阴火上冲；进而促使阴血干枯、痰血凝滞；强调"凡人生病处，皆为阴为火"（《慎斋遗书·卷之一·阴阳脏腑》）。

**（2）对升阳泻火用药法则的继承与发展**

升阳泻火法则，源于阴火上冲理论。李杲在《脾胃论·饮食劳倦所伤始为热中论》中提到，"内伤脾胃，乃伤其气……惟当以辛甘温之剂，补其中而升其阳，甘寒以泻其火则愈矣"。由于阳气不升造成阴火上乘，所以临床治疗用补中益气汤以升阳泻火。方中黄芪、炙甘草、人参、当归、陈皮、白术培补脾胃，恢复中焦功能；同时配以升麻、柴胡之类以升举阳气，引脾气上行。周慎斋沿用此法，甘温除热，重视升举脾胃之气，兼以通阳。其认为"凡病日久，阳虚无疑。盖因胃失生发之气，保元甘温退热之圣药也"（《慎斋遗书·卷之二·辨证施治》）。保元汤中，人参、黄芪、甘草可补养脾胃，助其恢复运化功能；肉桂起通阳作用，使脾之阳气通畅。周慎斋临证运用甘温除热法，源于李杲的思想并有所发展。

### （四）参以河间学派

#### 1. 发扬"火热论"

河间学派的学术特点，是以"火热论"为中心，主要是从病因病机角度提出的。"火热论"包括六气化火与火热发病，其重要环节在于"阳气怫郁"。周慎斋参以刘完素等医家的学术思想，认为"凡生病处，皆为阴为火"（《慎斋遗书·卷之一·阴阳脏腑》）。所以，在治疗阳气亢盛方面，提出"不可不急以甘霖清气以消其亢害"（《慎斋遗书·卷之一·阴阳脏腑》）；使用甘寒性药物治疗热证，不但能消除热邪，而且还可间接取得顾阴的效果。再如，周慎斋论述"杂证多端，潮热似疟，皆因脾虚不能统故也"（《慎斋遗书·卷之七·虚损》）。提出脾火旺可导致脾阴损伤，用人参、浙白术、莲子肉、甘草等滋补脾阴，以求阴平阳秘。强调阴阳平衡，不偏不亢，才能保证人体各种生命活动的正常进行。

#### 2. 阐释"五运六气"

刘完素重视五运六气理论并灵活运用。其将五脏与五行相配，以五运为纲总结五脏病证，五运实际代表五脏。如"诸风掉眩，皆属肝木""诸痛痒疮疡，皆属心火""诸湿肿满，皆属脾土""诸气膹郁病痿，皆属肺金""诸寒收引，皆属肾水"（《素问玄机原病式·五运主病》）。刘完素还将诸多病证，分为风、热、湿、火、燥、寒六类，即"六气主病"，指出了疾病的病因病机属性。如"诸暴强直，支痛软戾，里急筋缩，皆属于风"（《素问玄机原病式·六气主病》），即突发的痉、厥、颈项强直、筋急挛缩都属于风，肝胆之气属性为风。这里的风、寒、湿、火、燥、热，既有外界六淫之气，又包括五脏六腑功能失调而产生的内风、内寒、内湿、内火、内燥、内热。周慎斋受刘完素运气理论启发，认为五运六气可用于解释病机病形。指出"气运之理，非一言能尽，大端要知五运属地，六气属天。故五运有过不及，而生病多在有形之血肉筋骨；六气之有过不及，而生病多在无形之气"（《慎斋遗书·卷之一·气运经络》）。此外，疾病的发生和传变，与岁时运气也有一定的关系；某年发某病，某年某脏易伤，应有大数。周慎斋根据岁运病机提出治疗大法，如"子午年气病当清，血病当润；丑未年气病当燥，血病当温也"（《慎斋遗书·卷之一·亢害承制》）。

## （五）承袭薛己之学

薛己是温补学派的代表人物，其以"治病必求于本"的观点立论，重视脾胃与肾命，临证注重调理脾胃，温补肾命，擅长应用温养补虚之法。周慎斋承袭薛己之学，其所学及临证受薛己学术思想影响较大。

### 1. 注重治病求本

"治病必求于本"主要包括：其一，在辨证施治原则的指导下，抓住疾病的本原，无论外感内伤，都必须掌握疾病的本原，即病因。因"种种变幻，实似虚，虚似实，外似内，内似外，难以枚举，皆宜细心求其本也；本必有因，或因寒热，或因食气，或因虚实，或兼时令之旺衰"（《慎斋遗书·卷之二·辨证施治》）。其二，调理先天、后天之本，是治病的关键。周慎斋认为，脾胃化生五脏之气必达于肾。如《慎斋遗书·卷之一·阴阳脏腑》曰："人之生死关乎气，气纳则为宝。气纳则归肾，气不纳则不归肾。气不归肾者，谓脾胃之气不得到肾也。"周慎斋重视脾胃的作用，以脾胃为五脏之根本，人身之本原；脾胃气虚，则百病由生。因而，周慎斋临证尤其强调"胃气为贵"的思想；而肾之阴阳为脏腑阴阳之根本，五脏久病波及先天之本，肾命受损，故而顾护肾命亦为治疗疾病的关键。

### 2. 擅长温补脾肾

周慎斋接受薛己的理论观点，以补脾阴与升脾阳两种方法调理脾胃。一是补脾阴以滋肾阴，认为"凡虚损之病，命门火旺，肾水不足，阳明化燥火。肝气即胃气，故肝木亦旺。木燥土干，心火炎上，金无养，水无生，五火交炽之时，若用黄柏、知母滋阴降火，是犹干锅炼红，倾一杯之水击动火势，立地碎裂矣，甚可畏哉"。此时，"若脉带缓，是胃气未绝，犹可调理。用四君子汤加山药，引入脾经，单补脾阴。俟脾气旺，则土生金，金生水，水升而火自降矣"（《慎斋遗书·卷之七·虚损》）。亦即在肾水不足的情况下，命门火旺，致使木燥土干，脾阴不足，可用补脾阴以达到滋肾阴的目的。二是补脾升阳以滋肾阴。若"内伤发热，宜用补中益气汤"（《慎斋遗书·卷之六·内伤》）。劳役、饮食伤脾，脾胃虚弱，升降失衡，湿浊下注于肾中。命门之火遇湿燔焰，化为阴火上乘，肾水枯不能制命门火。命门与心包络相通，则心火亦旺。火乘土位，土燥则金无所养，火又从而克之，使肺气不利，气高而喘。火盛血干，神无所养。所以在这种阴虚阳陷的情况下，可以使用补中益气汤升发脾胃阳气，清气既升，则浊气自降。

周慎斋认识到，肾精依赖脾土以滋养，脾运依靠肾阳以温煦。而脾胃久虚，化生无源，则可致肾虚；肾虚日久，不能温煦脾土，也可致脾运虚弱。所以，周慎斋治疗疾病常使用补中益气汤等方剂温补脾胃，用六味丸、八味丸温补肾命。其方法可以归纳如下：其一，引火归原，以八味丸治肾虚精损发热，"右尺微细，八味丸；左右俱微细，亦八味丸"（《医家秘奥·脉法解》）。尺脉微细，为水火两虚，根本动摇。水源既涸，则火必上升而为戴阳诸症。此时仅补水，火不归原，毫无益处，故而补水之中兼用肉桂、附子以引火归原。这种思想，实际上源于薛己温补脾肾、阴中求阳的观点。其二，温肾散寒，对于肾阳虚阴盛格阳的证候，周慎斋特别重视温肾散寒，认为肾虽水脏，得火则为温泉，而有生木之功。提出"右尺……沉而迟弱无力，命门无火，宜大补阳气"；又"沉细脉，寒邪所伤，甘热之剂皆可用，理中汤、四逆汤。寒甚者，理中加附子、益黄散、养胃丸"（《医家秘奥·脉法解》）。

# 二、学术特色

## （一）重视阴阳五行

在《慎斋遗书》与《医家秘奥》中，阴阳五行理论贯穿始终。阴阳五行理论，是指导周慎斋临床诊治疾病的基本思想。如其所言，"医之道，生道也。其生之道，不过阴阳五行生化之机宜也"。又"人身之阴阳，即天地之形气，五脏六腑之流通，犹四时之相代。天之阴阳失，为相者燮而理之，则万物安；人身之阴阳五行失，医者调而治之，则百病除。良相良医，总在察阴阳五行生化之机宜而已"（《慎斋遗书·卷之一·阴阳脏腑》）。阴阳五行对于人体之健康，起着至关重要的作用。因而，维持阴阳平衡、五行制化，才是治病救人之道。

### 1. 阴阳并重，以扶阳为治病要诀

#### （1）阴阳平衡为人体健康之本

周慎斋重视阴阳理论，其秉承《内经》及前贤看法，论述阴阳之义为天地之道，阴阳和则万物生。其曰："阳，天道也；阴，地道也。非天之阳，万物不生，地亦不凝；非地之阴，万物不成，天亦不灵。故天主健，无一息之停，使稍有滞，则失其健运之机，而万物屯矣；地主静，无一息之动，若稍不静，则失其凝静之气，而万物否矣。"阴阳平衡，是人体健康之

根本。"人身之阳，法天者也，苟失其流行之机，则百病生；人身之阴，法地者也，苟失其安养之义，则百害起"(《慎斋遗书·卷之一·阴阳脏腑》)。阳化气，阴成形，阴阳系一身之司命，不可偏废其一。周慎斋指出，历代医家"或言阳为重，或言阴为要，均未得要重之故，各执其说而失轻重之机宜者多矣"。因而，其告诫弟子说："若为医者，重阴而害及真阳，重阳而害及真阴，误矣。"(《慎斋遗书·卷之一·阴阳脏腑》) "一分阳气未绝，不至于死；一分阴气未尽，亦不至于死；盖孤阳不生，孤阴不长也。"(《医家秘奥·卷之一·口授记录》) 临床上出现的阳虚、阴虚病证，只要辨证清楚，诊断明确，扶阳和滋阴也是在所当用。而其目的，还是求得阴阳平衡，扶正祛邪。周慎斋对于阴阳平衡的阐发，实属平正之论。在临床诊治中，若能扶阳而知顾阴，滋阴而知顾阳，则阴阳调和，断无一偏之害。

周慎斋认为，阴阳均为人体之本，阴阳并重。其曰："一阴一阳之谓道。阴阳本是一气，一而分之，则为二耳。但有质而凝静者为阴，无质而运行者为阳；无阳则阴无所卫，无阴则阳无所附；阴阳之相需，如天地相交，不得相失也。"(《慎斋遗书·卷之一·阴阳脏腑》) 但是，其更为重视阳气对于人体的主导作用。如其所言，"但其间有轻重之别，盖阳能生阴，阴不能生阳"。又言"人之阴阳，生生之本，俱在于是，但阳能生阴，故一分阳气不到，此处便有病"。

周慎斋在重视阳气的同时，同样不忘顾护人体之阴。其曰："然阴所以配阳，若阳到而阴不到，亦不能无病。盖以阳为本者，知所先也。若单事阳而不顾阴，且恶阴而多抑阴，则非理矣。"(《慎斋遗书·卷之一·阴阳脏腑》) 此言阳气不至，则人体失于温煦，阴气亦虚。但若治病不顾护人体之阴，使人体之阴因阳气偏旺而损伤。甚至有医家"恶阴而抑阴"，抑制阴气的增长，而阴阳偏嗜。先贤用六味地黄丸，方中或加肉桂、附子而成其功，以为补其阴中之阳也。用四君子汤，加补骨脂、五味子以收其效，补其阳中之阴，均是此意，即所谓"孤阴不生，孤阳不长"。以脏腑阴阳为例，胃阳亦需要脾阴的濡润滋养。肾藏阴，为胃之关，肾津液枯，则关门不利，而胃不能受物，俱是此理。

### （2）重视真阴真阳

周慎斋在《慎斋遗书·卷之一·阴阳脏腑》篇中，论及人体真阴真阳，指出人体之真阳为"阳气重者"，又"言阳重者，乃天之阳，人身之真阳，而非壮火食气之亢阳也"，需与人体阳亢相鉴别。"亢阳者，如天之久旱酷暑，不可不急以甘霖清气以消其亢害"。亢阳为人体阳气过盛，超出本源，易枯涸阴液，损伤其他脏腑；而真阳为人体阳气根本，具有温煦、推动等生理功能，能支持人体的生命活动，对两者需明确加以区分。朱震亨以扶阴之法治疗亢阳，药用黄柏、知母等苦寒之品，认为"扶阴正所以济阳也"。而真阴为人体阴之重也，"言阴重者，乃地之阴，人身之真阴，而非坚凝寒结之浊阴也"，需与浊阴相区别。"浊阴者，如重阴凛冽之寒气，不得不借皓日晴和之气以暖和之"，真阴与真阳一样，同为人体本源，滋养濡润，使生命功能生生不息。而浊阴为凛冽寒气，为阴气过盛，形成寒邪，损伤人体。古代医家提出"扶阳"，药用肉桂、附子、干姜等，意为"扶阳正所以济阴也"。但真阴、真阳同样重要，"盖火烈则水干，水盛则火灭，两相需而不得偏轻偏重者也"。周慎斋指出，历代医家"或言阳为重，或言阴为要，均未得要重之故，各执其说而失轻重之机宜者多矣"。因而，周慎斋告诫弟子说："若为医者，重阴而害及真阳，重阳而害及真阴，误矣。故知天者可以扶阴，知地者可以扶阳；知天地之义，而成位乎中，方是救人之良医，而非食人之兽医矣。"（《慎斋遗书·卷之一·阴阳脏腑》）周慎斋在此隐晦地批判了某些医家对于重阴、重阳的治疗方法，认为单用苦寒之黄柏、知母，或温燥之肉桂、附子、干姜，在充养人体阴阳二气的同时，有可能损及阴阳。如苦寒之黄柏、知母，易伤人体真阳，本源之火失于温煦；温燥之肉桂、附子、干姜，易伤人体真阴，本源之水干涸，反而造成人体根本的损伤。

### （3）清净之气分在人体的作用

周慎斋在《慎斋遗书》中，提及人体清净之气。清净之气二分阴阳。此处清净之气的概念，与现代中医基础理论中所论大自然清气或人体脾胃生成的清气有所不同。周慎斋《慎斋遗书》所谓清气，是指"阴阳五行先天后天之化原也"。周慎斋认为，"凡病不起于先天，即起于后天，是先天后天，皆为人身万化之本矣。然其真本，又惟在元阳一气"（《慎斋遗书·卷之一·阴阳脏腑》）。周慎斋所指清净之气，更倾向于人体元气。此气能"一气，一而分之"为阴阳。其后，周慎斋详细论述了清净之气的概念。指出"一阴一阳之谓道，天地得是道，故能长久。人身同一天地也，其气与天地等，纯乎清净无杂，清净则一，一者道也。天得一以清，地得一以宁，人得一以灵，得一谓得此天元真一之气也。若或以七情，或以六气，稍杂其间，则气不清净而病生矣。故经云：'苍天之气清净，顺之而阳气固。'"（《慎斋遗书·卷之一·阴阳脏腑》）。

周慎斋认为，清净之气在人体中有重要的生理功能。因而，其在论述气血生成、脉象及治疗时，都提到此清净之气，表现出对清净之气的重视。主要有以下几点：①周慎斋认为，清净之气流行于脏腑之间，使脏腑功能协调。其曰："清净之气在人，生于肝，行于肺，役于心，养于脾，藏于肾，而流行于五脏六腑，四肢九窍，稍有滞隔，即生病矣。"又曰："所谓一分阳气不到即生病者，此也。"（《慎斋遗书·卷之一·阴阳脏腑》）②在治疗上，周慎斋认为，"用药之补，补此也；用药之攻，攻乎害此者也。乱则理之，逆则顺之，塞则通之；于此无病，病亦不伤；于此有害，虽安亦危。"（《慎斋遗书·卷之一·阴阳脏腑》）③在诊察脉象时，认为"脉中清轻安和之气，即此气也。故脉贵和平，失之则死，伤之则病"（《慎斋遗书·卷之一·阴阳脏腑》）。④"胃之养，养此也；胃之行，行此也。先天之根根此，后天之奉奉此，盖总先后天统气血而为功者也"（《慎斋遗书·卷之一·阴阳脏腑》）。⑤此气动处、虚处，则为阳、为气；静处、形处，则为阴、为血、为精、为液。气得乎此，则生生不绝，流行百骸；失乎此，则为火、为邪。血得乎此，得濡润百骸；失乎此，则为脓，为疖，为疮、疽、癥、瘕。最后，周慎斋甚至指出，"此气若失，天地亦否，况于人乎"（《慎斋遗书·卷之一·阴阳脏腑》）以示其重要性。

另外，周慎斋认为，清气在脏腑中具有重要功能。指出"清气在下，能助命门之火。若阴气绝，浊气在上，则填实肺气；肺气不能行降下之令，则大便闭。心肺为阳，阳中有阴，故上行极而下。肝肾为阴，阴中有阳，故下行极而上。中气上升于肺则为气，从肺回下则化为血。人身胃气升降，而气血自然生生不已"（《慎斋遗书·卷之一·阴阳脏腑》）。若清气充足，则脏腑气机升降有序。

### 2. 五行的生克制化

#### （1）根据五行生克确立以脾肾为核心的脏腑关系

周慎斋将五行生克与人体五脏的病变联系起来，用以解释在病变过程中出现的与病变本质不一致的假象。其曰："水者，所以生木也。水泛则木浮，必得土克水而后能生木。木者，所以生火也。木盛则自焚，必得金克木，而后能生火。火能生土，火炎则土燥，必得水克火，而后能生土。土生金，土重则金埋，必得木克土，而后能生金。金生水，金寒则水冷，必得火克金，而后能生水。"（《医家秘奥·慎斋三书·卷之一·口授记录》）实者利用五行相克，虚者则用五行相生。所以，周慎斋提示后人必须掌握五行生克之道，治疗用药必须从整体考虑。

同时，周慎斋也受李杲等医家思想的影响，提出脏腑之间的虚实影响关系，是五脏生理及病变的基础。如"胃中阳气，贯于五脏之内；假令胃中阳气不到于肺，即是肺之脾胃虚也。余可类推"（《慎斋遗书·卷之一·阴阳脏腑》）。此种关系，是根据脏腑间的五行生克理论而提出。同时，《慎斋遗书·卷之一·阴阳脏腑》中，也强调了周慎斋重视脾肾先天后天的观点。认为"百病皆由胃气不到而不能纳肾，以致先后天生成之气，不能相和所致"。亦即，先天后天之间，气归于肾；肾中后天之气，充养先天脾脏，即"气纳则归肾，气不纳则不归肾。气不归肾者，谓脾胃之气不得到肾也"（《慎斋遗书·卷之一·阴阳脏腑》）。而后，脾胃之气充养其他脏腑。若不得脾胃之气，则为"心之脾胃，肝之脾胃，肺之脾胃，肾之脾胃，脾胃之脾胃"。又"脾胃为后天五脏之成，成数五；五，土数也，乃天生地成之义也"（《慎斋遗书·卷之一·阴阳脏腑》）。

周慎斋根据上述理论，指出脾胃后天之气，与两肾的先天之气，是五脏生理及病变的基础；五脏之中有一气无秉受生成之气就会生病。如"心之脾胃虚，则胃气不到于心，心则无成，亦不奉生，而气不归肾。气不归肾，则如树之不能有雨露，而根叶不能有生气而枯也。举一而五脏可类推矣"（《慎斋遗书·卷之一·阴阳脏腑》）。同样，一脏生病就会累及脾、肾先后二天，五行之中彼此相连。

同时，人身五行有过与不及，也会造成脏腑疾病。例如，心与肝肾的关系，"心本君火也，君火之德宁，由肝木能中和而无过与不及也。若肝弱则不能生火，而火之化原病，故火亦不得宁，心气不得下交于肾，则气不纳矣。此皆由肝木弱，不能生心火故也"（《慎斋遗书·卷之一·阴阳脏腑》）。肝木条达，则心火不过不弱，心肾相交，能使肾主纳气。肝失条达，则心火弱而不使肾主纳气。"五行之理，不克则不能生，如有妻而无夫也"（《慎斋遗书·卷之一·阴阳脏腑》）。同理，若"心不得胃气，则君火弱，君弱则臣强，肝枯则生火，胸中无非相火填塞矣"，形成心之脾胃虚，用凉而纳之。

又如，肺与肝脾肾的关系。"肺气弱，则肝必强，肝旺则乘土，土受侮则金之脾胃虚，金虚则寒而不能生肾水，是为水冷金寒，非用热则金水成冰，而肺气不纳乎肾矣"（《慎斋遗书·卷之一·阴阳脏腑》）。肺气虚弱，肝木则强，肝旺乘脾土，脾土受侮，则称之为"金之脾胃虚"。肺金虚寒不能生水养肾，形成"水冷金寒"，治疗当用温肺，使肺气纳肾。

又如，肝脾肾之间的关系。"水弱则肝亦害，肝已病则不能制土，土能克水，土气不能到肝，而肝之气亦不能奉生于肾矣"（《慎斋遗书·卷之一·阴阳脏腑》）。肾水弱，肝病不能制约脾土，脾土克水，脾土不能养肝，则肝气不能到肾中。治疗当用温暖之法，肾水得生，肝气自生，水火相生，肾可纳气。

又如，脾之本位，"或因湿热，或因太燥，或因劳苦忧煎，或因饮食饥饱，一伤其气，气则下行而不能及肺；肺乏下降之令，则脾胃之本位，不能纳气矣"（《慎斋遗书·卷之一·阴阳脏腑》）。脾土容易受到湿热、过燥、劳苦忧思、饥饱饮食所伤。伤则影响脾土运化功能，后天生化乏源，清气不能上承于肺，肺失肃降，失去下降之令，这便是脾胃导致不能纳气。此时，在治疗上已不是寒热温凉所能及的，当扶助脾土，培土生金，保肺恢复肃降之令。

又如，肾之气虚，"水不能制火，而相火起矣。相火为包络之火，一本相依，一火兴则五火炽。五火者，龙火、雷火、心火、阳明燥火、三焦壮火也"（《慎斋遗书·卷之一·阴阳脏腑》）。肾之气虚较其他脏腑更为复杂，因肾中藏有肾水与相火，气虚则肾水不能制约相火。周慎斋认为，相火为包络之火，关联人体其他"火"，一火起则五火起。其中，龙火指肾火，雷火指心火。此五火本为人体各脏腑本源之火，为人体之本，而非外感内伤之邪热实证。周慎斋分析病之本源而论治，认为起病之初，若元气未伤，当热者寒之，用六味地黄汤加知母、黄柏，以滋阴清热，保留阴津；若火势已盛，伤及本源，"以凉纳之必死"，当补充元气，导引五火回归本源，方用七味丸、八味丸、十味丸皆可。

故而，百病多是由于胃气不到，不能归肾，为先后天生成之气不能相和所导致。因而，周慎斋特别强调，在治疗疾病时，务必紧密联系先后二天。指出："见病不先察此二天，不知医者也。"又曰："能医者，专以此二天为务，此医门之秘谈也。"（《慎斋遗书·卷之一·阴阳脏腑》）

"五脏分属阴阳，阴阳全赖生克"（《慎斋遗书·卷之一·阴阳脏腑》）。因此，周慎斋在用五行解释脏腑之间关系后，亦将五行用于其治疗之中。提出固肾保肺，扶脾治肝，扶脾保肺，保肺以平肝的治疗思想。其曰："故固肾者，不可以不保肺，肺者所以生肾也。扶脾者不可以不治肝，肝者所以克脾也。然扶脾即所以保肺，土能生金也。保肺即所以平肝，金能克木也。"（《慎斋遗书·卷之一·阴阳脏腑》）同时，这也是周慎斋遵循《内经》脏腑传变规律，重视"未病先防，已病早治，既病防变，瘥后防复"的体现。"脾病即肺病，肝病即脾病，肝病当缓其中，盖肝气不可亢，肝血不可亏，乃治肝之要诀也。"（《慎斋遗书·卷之一·阴阳脏腑》）

综上所述，周慎斋以先天、后天之关系为轴心，论述五脏病机；以脾胃之生发之气，论述五脏之脾胃虚；这不仅拓展了李杲对脾胃的论述，也明显不同于其师薛己"或重脾胃""或重肾命"的观点，更异于前人的"补脾不如补肾""补肾不如补脾"的争论。

### （2）重视心肾升降关系

脏腑之间有着气机升降之不同，周慎斋重点强调了心肾之间的气机升降关系。心属火，肾属水，心肾相交即是水火相济，而"水火者，阴阳之征兆也"。所以，心肾水火相交的理论发端在阴阳。周慎斋对此提出了自己的认识，认为"心气之降，由于肾气之升；肾气之升，又因心气之降"。而肾属水，水性润下，因为肾水中有真阳，阳气升腾，所以肾水亦随真阳而升至心，而生心中之火。同理，心属火，火性炎上，而火中有真阴，故火亦随真阴而降至于肾，而生肾中之水。

所以，周慎斋认为，所谓水火升降，实为水火中真阴真阳之升降，而真阴真阳为心肾中之真气。其提出"肾之后天，心之先天。心之后天，肾之先天"，意为肾的后天之气来自心的先天之气（心中真阴），心的后天之气来自肾的先天之气（肾中真阳）。周慎斋以此确定了补养心肾的治法方药。补心须实肾，使肾中真阳得升；补肾则须宁心，使心中真阴得降，方用六味地黄丸。方中之牡丹皮，微寒，归心、肝、肾经，能清热凉血；茯苓，味甘淡平，亦入心经，能宁心安神；两药合用，能宁心而使真阴下降。方中之地黄、山药，性微温，滋补肾阴，能够实肾，鼓动肾中真阳引肾水上升，而使心肾相交。

心肾除升降关系外，周慎斋认为亦为生命之原。"人之生死本乎神。神居于心，心为火，故火者，生命之原也。戊癸化火，戊为土，癸为水，水为先天，土为后天，二天化火之原，人之所赖以生者也"（《慎斋遗书·卷之一·阴阳脏腑》）。周慎斋认为神气是人之性命所在。"人之所以生者，神也；神之所以安者，气也。气得其平，则神安而无病；气失其序，则神散而死亡"（《慎斋遗书·卷之一·阴阳脏腑》）。在五脏中，心藏神，肾藏先天真气，心、肾为人之性命所寄。

### （3）根据五行亢害承制确立脏腑病变关系

周慎斋在《慎斋遗书·卷之一·亢害承制》中，论述了五脏之间因五行亢害承制关系而导致的发病机制。周慎斋认为，五脏中一脏偏亢，则会损害另一脏腑。"人受气以成形，气失其平则成病，故肝木太旺则肝亢矣。肝亢则害脾，脾害则不能生金而防水，故木亢则金水亦俱伤。斯时当以扶金为要，金扶则木制而木平，木平则能和土而水不泛，金得生矣。若肺金太旺，则肺亢矣；肺亢则不能生水而害木，木病则脾亦损。斯时当扶火以制金，火旺则金暖而平，金平则能生水而制木，木和则无伤于脾矣。又若脾胃过于湿热，饮食思虑，则脾胃之气亢；脾土亢，则伤肾而不能生金，金弱则水之化原绝，而肾益衰。期时当疏木以制土，土平则金水俱平矣。又如肾亢则水泛，泛则水失其流行之道，而不能生木，木伤则邪干于土，而脾胃亦伤，故当补火以生脾，脾旺则水有所制而平矣"（《慎斋遗书·卷之一·亢害承制》）。周慎斋通过五行亢害，描述了脾脏与其他脏腑的关系。指出"火亢、水亢、木亢、金亢，一有所亢，皆不能无累于脾；脾有累，则后天气伤；后天伤，则先天不能成其生生之气，治宜用纳气法"。

　　周慎斋提出，治疗五脏病变时，需辨别具体某一脏腑的虚衰，以确定治则。"亢者则以所承制之，盖子能报父仇也。弱者以生化求之，盖制则能生化也"（《慎斋遗书·卷之一·亢害承制》）。而脾土是五脏运转的根本，周慎斋根据脏腑的亢害关系，围绕脾土中阳之脏，形成了温补中阳，温暖他脏，使五脏恢复正常生理功能的治疗思想。"万物赖阳而生，从土而发"。脾土若无阳气生发，不能制约肾水，肾水旺又反侮脾土，而肺金不得脾土阳气的营养，金水不生。当用肉桂、附子、生姜等温养中焦阳气之品，使胃阳得生，其他脏腑亦运转正常。

　　根据五脏亢害之理，周慎斋对古人的补泻之道提出自己的认识。为什么古人说"泻其有余，因不足者泻之；补其不足，因有余者补之"。如肝木气盛，肺气有亏，当泻南方以制肝，使火不相克，则肺自清。南方属火，为心之属。火为木之子，土为火之子，泻心火，补脾土，则肝肺自清。若肺金不足，火盛水亏，脾土偏亢而不生，当补脾培土生金，滋阴降火。

　　除五脏补泻外，气血补泻亦根据此道。"气血以冲和为上，偏胜者乃邪胜也，非气血有偏胜也。"气为阳，血为阴，二者鼓动有力，滋润调和为上，本无偏胜之理，因邪气偏胜，使气血不调。祛邪扶正是治疗气血不调之法。如火邪亢盛而有余，鼓动气盛而乱，当泻火而非泻气。阴血不足，无力安抚气盛，化而为火，烧灼真阴，使五脏空虚，当滋养阴血以灭火。因"气以血为主，血以气为先"，所以周慎斋治疗气血之病时，提出当有所偏重。血以气为先，当补血中之气；用四物汤加肉桂，而血热者不用。气以血为主，则当补气中之血，用保元汤加血药。

另外，气血由五脏而生成，亦含"亢则害，承乃制"之道。周慎斋认为，治疗气血之病，不可单独而治，需治气不忘理血，治血不忘理气。忘血则四肢不用，脾不统血。忘气则体无管摄，肺不主气。气血互相周流而生生不息，则可无病。用方用药，需主用调和疏畅气血之品，以求和平；针对疾病的过偏寒热之品，宜少不宜多，多则伤脾胃。根据五行生克制化关系指导和进行治疗，有很大的实用价值。人体是一个处于动态的有机整体，掌握脏病相传的理论规律，可预见阻断疾病的发展，也是提高临床的重要环节，但并非所有的疾病都用五行生克规律来治疗。因此，既要正确掌握五行生克规律，又要视具体病情进行辨证论治。

## （二）重视辨证施治

### 1.《慎斋遗书》设"辨证施治"专篇

"辨证施治"，是中医临床诊疗的重要原则。其基本内涵早在《内经》中已有一定程度体现，在《伤寒论》中得到进一步阐述发挥和普遍应用，并为后世历代医家所遵循。医家重视辨证者代不乏人，但将其精神实质提炼为"辨证施治"者，则当推周慎斋。"辨证施治"这一专门术语，在《慎斋遗书》中，设立专篇论述辨证之要。周慎斋主张，认病要有整体观念，因证而治，还积极推崇四诊合参，并突出脉诊在疾病诊断中的重要作用。

在治疗疾病方面，周慎斋提出"医者必先审其起病之由"(《慎斋遗书·卷之一·阴阳脏腑》)。其所强调的是，要针对疾病过程中与证相关的各种病机变化而进行治疗。强调"见病医病，医家大忌。盖病有标本，多本病不见而标病见者，有标本相反不相符者。若见一证，即医一证，必然有失。惟见一证，而能求其证之所以然，则本可识矣"(《慎斋遗书·卷之二·辨证施治》)。如其治疗因虚致眩，指出"头晕有肾虚而阳无所附者，有血虚火升者，有脾虚生痰者，有寒凉伤其中气，不能升发，故上焦元气虚而晕者，有肺虚肝木无制而晕者"(《慎斋遗书·卷之九·头晕》)。主张肾虚者，用六味汤加人参；血虚火升而晕者，用芎归芍药汤；脾虚生痰者，用四君子汤加半夏、天麻；肝木无制而晕者，则用黄芪建中汤，以助气血生化之源。条文所记虽简略，但审证求因的思想，却值得后世医家学习。

《慎斋遗书·卷之二·辨证施治》中，分别论述了不同病因病机而表现出的病证特征。诸如辨阴阳、表里、虚实、脏腑、气血、三焦等病证。

### (1) 辨阴阳

关于"阳虚之病"，《慎斋遗书·卷之二·辨证施治》"凡有热病，喜热饮食，睡卧不得，衣被不可近者，俱是阳虚之病"。其分辨"阳不发越""阳气将动""阳气周流一身"的不同状态；指出"汗至颈而还者，阳不发越；至脐而还者，阳气将动；至足者，阳气周流一身，病将自愈"。又曰："微寒者，阳虚也。微热者，阴无从生，虚阳无附耳。"治疗上，以"八珍阴阳并补，加黄芪则补阳之功居多。自汗虽属阳虚，然津液少，则阴益虚，故发微热，八珍加肉桂，则补阴之功居多"。

### (2) 辨表里

周慎斋认为，"凡有表证，俱属里虚"。清·王琦阐述此条时，认为"此即邪实皆由本虚之义，盖示学者治病，不可不求其本而探其微也。至于处方定剂，则有随机因证轻重权衡之法在，苟或错会其意而以用药补散之说，为此节印板注脚，大失周慎斋立言救世之一片婆心，且使不学无术之庸人得起而议其非矣"(《慎斋遗书·卷之二·辨证施治》)。此外，该篇还指出："寒热似疟，表之阳虚也。表阳者，即剽悍之胃气，升于颠顶，浮于皮毛者也。升浮之气，无时或息。胃气虚，则有时不能升浮，郁于半表半里，外与太阳争则寒，内与阳明争则热，补而升发之，何寒热之有？久而不治，则胃气之升渐少，升少则阳微而恶寒；升少则降亦少，降少则血少而发热，宜八珍汤、十全大补汤治之。"

（3）辨虚实

周慎斋临证辨寒热的同时，不忘辨虚实。"口不知味，有实热者，有虚热者。口不知谷味，中虚可知。盖谷气入脾胃，中气赖以养也；不喜，非不足而何？二者各自不同，中气实则空，空则上通下达；中气虚则实，实则痰凝气滞。""自热，蒸蒸发热，似烦非烦，补中益气汤。寒热似疟，补中益气汤加二陈。微寒微热，阴中之阳虚，宜补上焦，八珍汤加黄芪。如胸膈不宽，加入痰药。自汗微热，阳中之阴虚，八珍汤加肉桂。如腹中痛，加干姜、吴茱萸。"（《慎斋遗书·卷之二·辨证施治》）

（4）辨脏腑

周慎斋临证善于根据各脏腑特点进行辨证。"凡干燥等证，大肠虚，不能润泽，故涩滞而难出。""凡泄泻、肠风等证，小肠薄，不能传送，故渗入于大肠。""脾虚食不磨，有宿食则酸；胃虚饮不消，有宿饮则嘈。""脾实，食消肌滑；脾虚，体瘦，四肢不举。""肺病则周身不摄，脾病则四肢不举。""凡读书人，精神恍惚，汗出不睡，或泄泻，或多痰，病虽不一，要之皆发于心脾。盖思虑多则心火乘脾，君不主令，相火用事；倘不清其源，正其本，阳气愈陷，病气愈盛，归脾汤之类，是为对证。""凡泄泻属脾宜燥，脾恶湿也。属肾宜润，肾恶燥也。肾之泄泻，失闭藏之令，不能收摄二便也。"

（5）辨气血

周慎斋认为，"凡浑身胀痛，俱属阴分血亏，大热亦属血分。微寒微热，或有热不退者，汗至颈而还者，俱是气分。气分宜补中益气汤，见证加减；血分宜芎归汤加肉桂，或四物汤加麻黄、肉桂。胸中胀满，四物汤

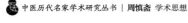 

加苏梗"(《慎斋遗书·卷之二·辨证施治》)。

（6）辨三焦

周慎斋认为，三焦部位不同，治法不同。"凡上焦病，宜开发之；中焦病，宜和之；下焦病，宜达宜缓"；"凡下焦有病，六味丸可通用。若遇泄泻，其要只在调理脾胃元气，又不可轻用地黄"(《慎斋遗书·卷之二·辨证施治》)。

**2. 四诊中首重脉诊**

在疾病诊断方面，周慎斋对脉象分析深刻，以脉论治，提纲挈领，通达实用，对于脉诊论述颇精。

（1）《慎斋遗书》的辨脉原则及要领

《慎斋遗书·卷之二·望色切脉》中，强调"治病在看脉辨证"，并详述脉证特色。

首先，指出看脉之关键在于"有神无神、有力无力"。其曰："言治病在看脉辨证，识得神之有无，则其人之死生可辨；识得力之有无，则其证之虚实可知。"(《慎斋遗书·卷之二·望色切脉》) 通过看脉、辨证，以证合脉，判断虚实死生、内伤外感，且有规律可循。周慎斋在临床应用上，则强调灵活性。如"证虚而脉无力者可补，证实而脉无力者亦可补；证实脉有力者可泻，证虚脉有力者亦可泻"(《慎斋遗书·卷之二·望色切脉》)。

其次，脉诊的基础，在于"先识五脏平脉"。五脏平脉，为五脏常脉，指脉来有胃气、有神、有根的正常脉象，如肺金脉短，肝木脉长，心火脉浮，肾水脉沉；而脾土位居中焦养四方，故脉象持重。五脏脉象分居左右，五脏生理不尽相同，病变时脉象变化多端，所以五脏平脉为医者脉诊之基础。

再者，辨脉当重视胃气。此虽非周慎斋独创，但亦为周慎斋脉诊之重要依据。胃气是人体内多种气的总称，谷气、营气、卫气、真元之气、少阳生气等都反映在脉的胃气。如"脉象墩阜为有谷气；脉象濡润为有营气；脉象充实为有卫气；脉象雍和软顺相续轻清，为有真元之气；脉象生动弦长而无亢厉之象，为有少阳生气"（《慎斋遗书·卷之二·望色切脉》）。上述人体之气，少一则胃气不足。所以，周慎斋看脉先看胃气，通过脉象胃气中诸气之有无以定生死轻重，再通过时令生克以断预决死期。"倘脉少此数气之一，即为真病；不少此气，虽病弗药而安；此气已少，虽药弗救。辨此以为治病诀，乃轩岐法也。"（《慎斋遗书·卷之二·望色切脉》）

以虚实判断脉象病因。周慎斋深入研读《内经》，指出"辨人迎气口，为千古心传"（《慎斋遗书·卷之二·望色切脉》）。凡看病外辨六气，内辨七情，内外只看人迎气口。"欲知其风虚，只辨人迎气口二处，大小软润便知"（《慎斋遗书·卷之二·望色切脉》）。"肝脉浮，当病风；而人迎不浮，非风证；脾脉沉，当病湿；而气口不沉，非湿证"（《慎斋遗书·卷之二·望色切脉》）。胃阳是平脉的生理基础。周慎斋认为，"脉要和缓中有充实圆满之气，即为有胃阳而无弊"（《慎斋遗书·卷之二·望色切脉》）。五脏之心肝脾肺肾皆属阴，而胃阳之气周流贯畅于其间，使五脏脉象鼓动柔和，平缓有力，充实圆满。肝木平脉之象为直而弦长，故称为脉弦，即"弦而如长竿之梢，有软嫩和柔之气者，胃阳之气游行于中也"（《慎斋遗书·卷之二·望色切脉》）。心火平脉形浮散而起，故称为脉洪；"洪而有柔静之气充溢于中者，胃阳之气也"（《慎斋遗书·卷之二·望色切脉》）。脾为湿土，脉象得冲和之气而舒徐不迫者，故称为脉缓；"缓而有轻顺和柔温厚之气者，胃阳之气足于中也"（《慎斋遗书·卷之二·望色切脉》）。水性下而不升，肾水脉象沉实下凝；"沉中而有澄静收敛之气者，胃阳之气纳于中也"（《慎斋遗书·卷之二·望色切脉》）。肺金性润，平脉之象润而有坚凝光明外现之象，故称为浮脉；"而轻浮中有润泽轻扬之气者，胃阳之充实也"（《慎斋遗书·卷之二·望色切脉》）。胃阳在五脏平脉的形成中占有重要作用，使五脏阴脉得以不"生意衰落"。也体现了周慎斋重视五谷之气，培养先天真阳。"胃阳者，五谷之气，所以培养乎先天之真阳，而为一身四大五脏之生意者也。要乎哉！胃阳之关乎人命也。"（《慎斋遗书·卷之二·望色切脉》）

　　胃阳虚，脏邪侵，亦为脉象变化之机。而当机体发生病变时，脉象变化可因某脏胃阳不足而虚，五脏病邪入侵出现相应脉象。周慎斋称为"五入"，如"心邪入则脉兼洪，洪则为木火俱焚之证；肺邪入则脉兼浮毛，其证多郁闷，盖肺主气，郁乎中而不下行也；脾邪入则脉兼缓，其证多痰郁胸满之候，盖湿入而成热也，多气塞于咽喉；肾邪入则脉兼沉石，其证多腰重胁痛，盖肾主水，水入而成寒郁也；其自为病，则为血虚火焚之类，此肝之阳气不足，当知其病而别之也"（《慎斋遗书·卷之二·望色切脉》）。以此推五脏脉象，并可根据五行生克理论及各自脏腑特点而行补泻之道。以心阳不足为例，"肝邪入之，则补心而泻肝；脾邪入之，则泻湿而宁心；肺邪入之，则理气而凉血；肾邪入之，则纳气而温心。盖肾主水主寒，故用温。肺主气，气邪则为火，故用凉。脾主湿，故逐湿而心宁，如茯苓补心汤之类也"（《慎斋遗书·卷之二·望色切脉》）。此治病回阳之法，为周慎斋"何脏无胃阳则治何脏"之法。运用之关键，在于"别虚实，辨在何脏腑经络"。而非今人之"讲回阳，惟知以桂附热毒之品一概施治"。

　　辨脉需知相应脉位。阴阳内外上下分属，分别代表不同意义。脉之关节处，只在分理阴阳。同时，脉位仍分九等。"如寸部中仍分上、中、下三部，于此三部中仍分浮、中、沉三候。如上之上，心也，浮也，心有通经处。则脾与胃，上之中也，浮而稍沉者也。肾与肝，上之下也，此其最沉者也。其详难尽，大约识得阴阳内外上下分属，便可悟入。"（《慎斋遗书·卷之二·望色切脉》）

　　辨脉察气血精神。周慎斋认为，脉代表了人的"神"。"神者，精、气、血三者之流行也。"精、气、血充足流畅，周行不断，则脉有神，人亦有神。若人外无疾病，而脉见枯寂，是神先离去；若外感病而脉见枯寂，是神死而外感入侵。若内伤病而脉见枯寂，是因病而神少，可救。若内伤饮食寒暖，脉见枯寂，则不可救。若因思虑伤神，非本原精气血枯寂而见此脉，则能调理而生神。而辨察气血的具体方法，为"三部全按，察其通身气血。一指独按，察其各经旺衰"（《慎斋遗书·卷之二·望色切脉》）。在三部中，尺脉沉微难辨，为脉之根；两手寸脉，分别主气和血，统领一身诸经络营卫。而气血之上，辨神为重要，辨神可断疾病的转归及预后。

周慎斋丰富的脉诊经验，是临证的一大特色。《慎斋遗书·卷之二·望色切脉》中，归纳总结的脉诊纲要如下：浮沉迟数为纲领，表里阴阳仔细分；缓脾滑大洪为火，木性弦长短涩金；革散濡微芤没里，伏牢细弱外无形；紧弦虚实无难辨，结促休将代等伦；动脉有胎还足喜，虚人豁大亦堪惊；和缓有神方是胃，力来亢厉客邪侵；总详胃气论生死，审力须知内外因。

此外，周慎斋还将阴阳、气血、脏腑及脏腑关系结合起来，进行脉理阐释。阴阳、气血、脏腑不仅在生理功能上密切相关，病变上亦有规律可循。如见"左寸之脉，多微弱，是后天之元阴不足也"（《慎斋遗书·卷之二·望色切脉》）。"其人必多火炽之患，盖君不主令，而相火代之故也。不能多用心，不能多耐事，营养多不足，血脉多滞迟"。对此，周慎斋主张，"药宜用当归、芍药、生地、麦冬、枣仁，以养心为主"（《慎斋遗书·卷之二·望色切脉》）。

（2）《医家秘奥》中的平脉用方特色

《医家秘奥·脉法解》中，探讨了脉诊与理法方药的关系，论述了周慎斋平脉用方的学术特点；从不同层面，分别对脉理、脉法、脉方、脉药、脉证方药、脉证预后等进行说明。

①脉理阐释

周慎斋在《医家秘奥·脉法解·卷上》中，补充了脉理内容。第一条"凡脉左手血中之气，右手气中之血"，则阐明了左右手脉的气血属性。陈嘉璨在《医家秘奥》中注解说："人之左手三脉寸关尺，以胞络、胆、膀胱、小肠为府；心、肝、肾为藏。心主血，肝藏血，肾为精血之原，三部皆属血，但三藏都与气密切相关……所以血部之脉必得气而后调。至于右手三脉寸关尺，以胸中、胃、大肠、三焦为府；以肺、脾、命门为藏。肺主气，脾为生气之原，命门与丹田合为气海，三部皆属气。……所以气部之脉，必得血而后成。"左脉虽属血分，但气统之，故左脉为血中之气。右脉虽为气分，而血实生之，故右脉为气中之血。此条文"实发前人所未发"，其"独提出诸脉之大纲，后七十余条皆有此意"。

而后，周慎斋又对不同证候的正脉内涵进行论述。"人之为病，虽曰虚、实、寒、热四者，而多兼见焉"。"热则流通，凡浮、大、数者皆也"；"寒则坚凝，凡沉、小、迟、短也"；"实则形刚，滑、弦、紧皆实也"；"虚则形柔，涩、濡、缓皆虚也"；"浮为在表，沉为在里，大数为热，小迟为寒，长为热流通，短为寒凝结，实为邪气实，虚为正气虚，弦紧为痛，短坚为积聚，濡缓为湿，缓大为湿热，滑为血实、为痰，涩为血虚有郁"。周慎斋从正脉立论，"使学者知有正脉，然后再及于变脉也"（《医家秘奥·脉法解·卷下》）。

再次，周慎斋又对不同证候的脉象进行阐述。《医家秘奥·脉法解·卷上》载："左手寸心脉旺，右手尺命门脉亦旺，是心君不主令，而命门相火代之矣。"《医家秘奥·脉法解·卷下》载："六脉俱弦，指下又虚，脾胃虚弱之证。""六脉沉紧，按之不鼓，膀胱胜小肠也，此火投于水，大寒之证，宜温之。""脉来缓而弦急，按之指下洪大，皆中之下得之，脾土受邪。""脉大则无火，脉细则无水。"周慎斋根据脉象的变化进行辨证，为其脉证方药对应的体系奠定了理论基础。

　　②脉诊与方药相应

　　周慎斋在《医家秘奥·脉法解》中，明确将脉诊与方药相对应，突破了《伤寒论》中以"方证"为联系的辨证施治方法，体现了周慎斋对脉象理解之深刻，以及以脉测证辨治的独特学术思想。

　　首先，依据脉象确定治法。如"寸脉微细者，温补""尺脉微细者，温暖"（《慎斋遗书·卷之二·望色切脉》）。此脉微为亡阳，细为亡阴，见于寸或尺部，均为脉虚，无论浮微沉细，或微细兼见，均用补法。周慎斋认为，其间虽有发热诸证，皆虚火假热证，不可误用寒凉；惟宜温暖三焦，使阳气安堵，方为无患。又如"尺脉浮沉俱有力，宜下；无力则为虚，宜补"（《医家秘奥·脉法解·卷上》），尺部浮沉有力则为下焦实脉，或实火伏于肾中，或燥粪结于大肠。若不去其实，将耗真阴，当用下法，去邪固本不伤阴。若脉象无力则为虚，宜补下焦。"寸脉浮沉俱有力，宜汗；无力则为虚，宜升"（《医家秘奥·脉法解·卷上》），上焦寸脉浮沉有力，为内脏不虚。若有风邪之类，用汗法散之，若脉无力而误用汗散，则增加表虚，阳气不在，当用升阳之剂。周慎斋将不同脉位的相同脉象，或相同脉位的相同脉象两两比较，阐述了其中病位及证候虚实不同，当用不同治法准则，表现出周慎斋对脉象与治法的掌握和运用灵活精准。

　　其次，依据脉象确定方药。周慎斋在《医家秘奥·脉法解》中的较多条文中，将脉象与具体方药直接相连，其中脉象的细微变化反映出证候不同，但方药存在着相同或不同的情况，表现出周慎斋对证候和方药之间的关系有着深层次的理解。如《医家秘奥·脉法解·卷上》载："凡脉豁大，外有火；沉细，里有火。六脉俱有火者，宜八珍汤和之"。《医家秘奥·脉法解·卷下》载："凡病前宜表里和解及归脾，再调气血痰。任意治之，不外参苓芎归，再加术草芍地，应陈皮倚着八珍用。"若"下部见数，不得用干姜，宜附子升起；上部见数，宜用干姜，以其温中达下也"。若"沉而紧数属热，脾阴不足也，四物汤加知柏之类。沉而短数、细数俱从内治之"。若为"弦脉，甘酸之剂皆可用，黄芪建中汤之类，甘草芍药汤"。若为"洪脉，甘寒之剂皆可用，热邪所伤，三黄丸、调胃承气汤可也"。若为"脾胃缓脉，如得本经太过，湿邪所伤，除湿淡渗之剂皆可用，平胃加白术、茯苓，五苓散"。若为"涩脉，燥热所伤，甘温甘润之剂皆可用，异功散加当归，四君子加熟地"。若为"沉细脉，寒邪所伤，甘热之剂皆可用，理中汤、四逆汤。寒甚者，理中加附子、益黄散、养胃丸"。以上各条表现出周慎斋对不同脉象使用不同方药的理解。

特别是对六味地黄丸、补中益气汤、生脉散等脉证方药关系，论述颇为详细。

六味地黄丸及其类方的脉证方药阐述。若"左手寸心脉旺，右手尺命门脉亦旺，是心君不主令，而命门相火代之矣，宜六味地黄丸主之"。若"右手寸肺脉旺，左手尺肾脉亦旺，清肺为主，生脉散加当归。如单左尺旺，六味地黄丸"（《医家秘奥·脉法解·卷上》）。尺脉旺为肾或命门旺，命门相火代君行令，或伤及肺金，周慎斋都用六味地黄丸补肾阴，伏命门之火。即"左尺旺，六味地黄汤；左右尺俱旺，亦六味地黄汤"。又如"寸脉旺，两尺微细，六味地黄丸。阴水不升，阳火不降"；"两尺浮而无力，宜补下焦，用六味地黄丸。下焦元气足，其气上升"；"左尺沉细数，亦用六味地黄丸。两尺浮大，肺气先绝，金不生水，故尺浮大"；"凡脉，沉而带数，阴中伏火也，宜泻阴中伏火，六味地黄丸之类"（《医家秘奥·脉法解·卷上》）等，均论述此理。

而当六味丸证出现变证时，如尺部出现"微、沉、细"的脉象，则用八味地黄丸。如"右尺微细，八味地黄丸。左右尺皆微细，亦八味地黄丸"；若"右尺洪而有力，六味地黄丸；无力十全大补汤；沉细八味地黄汤"(《医家秘奥·脉法解·卷上》)。又如，出现"右尺大，君不主令，相火代之，邪火不杀谷，宜温火以生土，六味地黄丸加五味子、干姜、益智"；或"左脉微弱，右脉豁大有力，方用六味地黄丸加五味子、干姜、益智"(《医家秘奥·脉法解·卷上》)。这两种证候，以肾水亏虚为主；又因脾土虚弱，针对主要病机，用补肾水的六味地黄丸；而又考虑到凉润药易伤脾胃，再针对脾胃虚弱的次要病机，加上五味子、干姜、益智仁等以收敛阴分，补脾土阳气。当肾阴亏虚，兼有气虚欲脱，"唯脉浮大有力者，六味地黄丸加人参，或作汤服"(《医家秘奥·脉法解·卷上》)。

综上所述，依据"脉法"，凡尺脉沉细而微者，用八味地黄丸；见旺、数或有力者，用六味地黄丸。

补中益气汤的脉证方药阐述。如"两寸脉浮而无力，宜补上焦，用补中益气。上焦元气足，其火下降"(《医家秘奥·脉法解·卷上》)。左手寸脉属心，《诊家枢要》言心之平脉为"浮大而散"；右手寸脉属肺，《脉经》言肺之平脉为"浮涩而短"。此两者皆属上焦，其意为浮而和缓，既不过盛，又不虚弱。现在浮而无力，无力为不足，故知其上焦元气虚弱。上焦元气之虚，为因中焦之气不足，阳气无力生发，脾不散精，不能上输于心肺，土不生金，阴火上冲所致。治疗当补中焦脾胃阳气，待中土阳气生发以上输于心肺。上焦元气足，肺金则可以恢复肃降之职，而纳气于肾；心体得养，其火自能下交于肾水，水火既济而阴火可降。

"寸脉细微，阳不足，阴往乘之，补中益气汤加羌活防风"(《医家秘奥·脉法解·卷上》)。此寸脉细微者，为虚弱之象，为上焦阳气不足之证。阳虚则寒，不能卫外而为固，风寒湿等阴邪更容易侵犯。此时当补中焦、上焦以生发阳气，益气固表，用补中益气汤。加羌活者，《本经逢原》载："乃却乱反正之主帅……风能胜湿，故羌活能治水湿……发汗散表……昔人治劳力感寒，于补中益气汤中用之，深得补中寓泻之意。"关于防风，《本草经解》载："入足太阴脾经，气味俱升，阳也。"《本草便读》载："补脾胃药用之为引者，以疏风则木不郁，湿去则土自健。"故而，加羌活、防风于补中益气汤中，以协同升阳气散风寒湿之邪。

"两尺洪大，阴不足，阳往乘之，补中益气汤加黄柏"（《医家秘奥·脉法解·卷上》）。左尺为肾，右尺为命门，《脉经》言两者之平脉为"沉濡而滑"，为水足火藏之象。现两尺皆洪大而不沉濡，故为阴不足，而仍用补中益气汤。此由于脾胃不足，土不生金，金不生水，中焦阳气闭塞而沉陷于下，下流于阴分，而致两尺脉不藏而洪大。此时当从中焦入手，以补中益气汤补中土，升阳气；阳气升则阴火不下流于肝肾，自能濡养两尺脉。再加黄柏稍清下焦阴火以救阴分。《珍珠囊补遗药性赋》载："黄柏，味苦性寒无毒。沉也，阴也……泻下焦隐伏之龙火。"

"右尺浮而有力，系邪脉，后必喘促、泄泻而亡。浮而虚，补中益气汤"（《医家秘奥·脉法解·卷上》）。右尺命门脉当沉濡而滑，为水中伏火，水足而真火藏固之象，属平脉。尺脉宜沉不宜浮，若然右尺浮而有力，属阴虚阳越而邪火炽盛。肾中邪火上行，是由于肺金不肃降，敛聚而汇为肾水，肺气上逆而喘促，肾失封藏而泄泻，病属真阴消亡，当以救阴为要务。若浮而虚，则是邪实之火不炽盛，如果为中焦气血生化不足，以致不养肾水，尚可补中土以生肺金，金气足则肃降敛聚而汇为肾水，而尺脉可平，可用补中益气汤。

"肝脉弦长，脾脉短，是为脾阴不足，宜山药、莲子、五味子之类；带数，中气不足，宜补中益气汤"（《医家秘奥·脉法解·卷下》）。肝脉弦而长为肝之平脉，脾脉短为脾之不足，可用山药、莲子、五味子等补益中土、敛收脾精，以防因脾阴虚而导致肝木来乘；若带数而无力，即属中气虚损而气不内守，宜补养中气，脾胃气虚者可用补中益气汤。

综上所述，补中益气汤的脉证，多属中焦脾胃虚损，阳虚不能制约阴邪之证。

生脉散的脉证方药阐述。"右手寸肺脉旺，左手尺肾脉亦旺，清肺为主，生脉散加当归"(《医家秘奥·脉法解·卷上》)。据《脉经》所载，肺之平脉为"浮涩而短"，而右寸肺脉旺，即火克肺金，烧灼津液。左尺肾水为肺金之子，左尺脉亦旺，为肺金被火克，不能生水而殃及左尺脉。此时应当以清肺为主，热去而肺金得润，自能金收水藏，而左尺脉可平。可用生脉散清润肺金，敛津液；加当归者，润肝木及心阴，以防火邪来犯，克肺金与肾水。

"两尺脉肾与命门俱旺，生脉散加当归，滋木以及水也，兼六味以养之"(《医家秘奥·脉法解·卷下》)。左右两尺俱旺，浮大有力而失和缓之意，病属水室空虚而火浮之象，治疗当用生脉散补肾水之母。方中人参滋补五脏，并有补土生金之意；麦冬补五脏之阴，尤在金水二脏；五味子收敛精微，尤宜金收水藏。又加当归者，以肾水虚不能涵木，木火上炽而更为克金，金又不生水，故用当归润木益血及心阴。诸药合用，可滋润肺金，肝木亦平，又以六味地黄丸养足肾水。

综上所述，生脉散用于寸脉旺，或兼有两尺脉旺之证。

③用脉证预测疾病预后

周慎斋在《医家秘奥·脉法解》中，根据脉象与方药预测疾病预后。如"凡杂病伤寒老人，见歇止脉者，俱将愈之兆。惟吐而见歇止脉者死"；"凡豁大之脉，须沉缓可治，沉则胃不绝，缓则脾不绝；倘非沉缓，药必不效"；"凡诸脉，不大不小，不长不短，无数短、紧细、豁大，易治"；"凡细脉宜沉细而起，是为阳虚之渐。转沉而数，痨瘵不治之症，脉在中，不死"。以上各条，不仅对疾病轻重、难治易治进行阐述，甚至对疾病疗程及预后也做出了判断。

综上所述，《慎斋遗书》《医家秘奥》为医论性著作，对脉理的论述言简意赅，运用方剂明确，变裁药味简洁。周慎斋的脉诊经验，不仅丰富了中医学基础理论，同时也为临床诊疗提供了极为重要的参考。

### 3. 望闻问三诊并重

周慎斋突出脉诊在疾病诊断中的作用，并非摒弃望、闻、问三诊。周慎斋认为，"医家临证要分明，察色观神视死生，腹痛按知虚与实，还凭验舌听声音"（《慎斋遗书·卷之三·二十六字元机》）。所以，在《慎斋遗书·卷之二·望色切脉》中，以歌诀的形式阐述望、闻、问三诊的重要意义。举例如下。

第一望他神气色，语言轻重起和眠；弯体即知腰内苦，攒眉头痛与头眩；手不举兮肩背痛，步移艰苦脚间疼，手久按胸胸内痛，按中脐腹痛相连；好起不眠痰火热，贪眠虚冷使之然；面壁蜷身多是冷，仰身舒挺热相煎；身面目黄脾湿热，唇青面冷是阳虚。

第二闻声清与浊，鉴他真语与狂言；声浊即知痰壅滞，声清寒内是真原；言语真诚非实热，狂言号叫热深坚；称神说鬼逾墙屋，胸膈停痰证号癫；更有频病相循久，声音忽失命归泉。

三问病患经几日，日间便利几番行；饮食少多宜冷热，更兼何味喜嫌分；饮食少通容易治，不进之时疗必难；喜冷定知心内热，好温必是脏中寒；便若赤黄知内热，便清定是冷相干。

望、闻、问三诊并重，突出脉诊的作用，是周慎斋对中医"整体观念，辨证施治"颇具创新性的传承与发挥，在中医学术发展史上具有深远的意义。

### 4. 诊治准则：创"二十六字元机"

周慎斋一生忙于诊疗，临证经验丰富，概括平生的诊疗思想，创以下"二十六字元机"：理、固、润、涩、通、塞、清、扬、逆、从、求、责、缓、峻、探、兼、候、夺、寒、热、补、泻、提、越、应、验（《慎斋遗书·卷之三·二十六字元机》）。其阐述"二十六字元机"时，均先以四句歌诀扼要阐明主题，其后加以简要的阐释。所谓"元机"，就是针对各脏腑的生理特点、阴阳五行属性，疾病病机及病变规律，制定的治疗法则、临证用药策略。其内涵丰富，论述精要，且别具特色；不仅具有理论意义，对于临床诊治也很有启发和指导作用。

（1）理

**资生万物位坤宫，忌湿宜温益理中。血气源头从此化，先天化育赖为宗。**

理，为调理脾胃之意。在此首先突出了重视脾胃的主张。周慎斋认为，"土为万物之母，在人身则属脾胃"（《慎斋遗书·卷之三·二十六字元机》），故把调理脾胃作为第一元机。由于脾胃在人体生命活动中的重要性，故言"血气源头从此化，先天化育赖为宗"。所以"凡治百病，先观胃气之有无，次察生死之变化"（《慎斋遗书·卷之三·二十六字元机》）。又脾属土，为阴中至阴，八卦属坤，喜温恶湿，故调治脾胃不宜使用地黄等湿滞之物，而宜选人参、茯苓、黄芪、白术、甘草、干姜、豆蔻、陈皮、山药等性平温偏燥之品，使中焦气机转运无碍，由此方可化生气血，化育万物。

（2）固

**一点真阳寄坎中，固根须要药灵通。甘温有益寒无补，我笑丹溪错认功。**

固，为固其根本，固护肾中所藏精气、元气之意。周慎斋重视脾胃，但追求本源，必坚固其肾命。肾属水，为阴中之阴，八卦属坎。"水中之火，乃先天真一之气，藏于坎中；其气自下而上，与后天胃气相接而生，为人体之至宝"（《慎斋遗书·卷之三·二十六字元机》）。肾主封藏精气，若劳伤久病，真阴损伤，阴损及阳，致元气不足；阴精受损，精不生气，气不安神，使相火妄动，飞腾上炎，而现有余之证。实际上，这是下元不足之故，当温补下元，而火自归元，诸症即愈。对此类病变，周慎斋不执朱丹溪降火滋阴之法，选用黄柏、知母之类；而是固元温补，引火自归。主张"元气骤脱，相火亦衰，脉微足冷厥逆，名脱阳证，更宜大剂温补，缓则不能救矣"（《慎斋遗书·卷之三·二十六字元机》）。反映出周慎斋温补固阳的思想，为后世扶阳学派的创立及发展奠定了基础。

### （3）润

**肺为华盖主皮毛，金体由来畏火烧。便竭皮枯津液涸，滋干润燥见功劳。**

润，为润养肺金，润燥滋阴，流通血气之意。周慎斋法宗温补，但又不忘滋润。其曰："夫人身之中，水一火五，阳实阴虚。若嗜欲无节，以致肾水受伤，虚火为患。肾虚恶燥，或前后闭结，或痰在咽喉中……此皆津液不足之故。"（《慎斋遗书·卷之三·二十六字元机》）因此认为，理宜补养肺金，使金水相生，自然出入升降，濡润宣通。

### （4）涩

**脾实生痰滑泄，肾虚气弱多溏。遗精失禁便不藏，温涩相投切当。**

涩，是温涩，为温补、健脾、行湿之意。脾虚则生痰，肾虚则多溺，泄泻不化，此时当以温涩为法。此法多用于脾、肾两脏。周慎斋曰："涩治之要，其理不出温补、健脾、行湿。"（《慎斋遗书·卷之三·二十六字元机》）若脾湿生痰，以二陈汤加人参、白术、木香、砂仁之类。若肾虚失禁，或溏泄，或多溺，俱宜温补于下。周慎斋所论收涩法，与前代医家所用芡实、金樱子等收涩之品相去甚远。其认为滑泻、便溏等病证，非独脾胃虚弱之故，肾气亏虚仍占主因。肾为胃之关，肾气亏虚，胃关失固，则见鹜溏、峻泻之关门不禁之患。治宜健理坤位，固守坎宫，脾肾同调。

（5）通

**痢疾泄痛用通因，验色分明辨久新。寒则当温热当下，有余不足妙如神。**

通，即通因通用之意。通，指治疗痢疾、泄泻腹痛所用通法。从辨证上，依据泄泻轻重、泻后腹痛、颜色等，分辨久痢或新病痢疾。对于新病痢疾，"若泻利后重逼急，而痛太甚，速去无度，或滞不行，或身热色赤，此等理宜急下。如不痛者，此乃积也、所有不通旁流之物俱宜下之，所谓通因通用之法也"（《慎斋遗书·卷之三·二十六字元机》）。"至于痢久色白，或兼红色，气息腥秽，身冷脉弱，下泄无度，腹痛喜按"者，属虚寒之证，"切忌芩、连、栀、秦等寒凉之剂，急用桂、附、干姜等温补为要。若泻久而鹜溏者，亦宜加参、苓、山药之类温之"（《慎斋遗书·卷之三·二十六字元机》）。

（6）塞

**塞因之法妙难传，疏启中间峻补兼。此理若能知得透，谁云医道不通仙。**

塞，为补养固涩之意。肾为生气之源，若先天之气亏乏，不能与后天胃气相接，则中焦滞实，症见喘胀生焉。故胸胁满甚，可疏启于中，峻补于下；"用药之法，轻则泛上有碍，重则降下无妨"。（《慎斋遗书·卷之三·二十六字元机》）

（7）清

**清肺甘寒味最良，水金滋养此源长。如加辛燥纯凉剂，便使真元气自伤。**

清，谓以甘寒之味清肺。"肺为五脏华盖，统摄诸气，运行不息，乃至清之分，秋毫难犯，其所畏者是火。苟或心有伤感，以致肺中火动，中焦之气必伤"（《慎斋遗书·卷之三·二十六字元机》），则患咳血、嗽痰。金受火制，则无健运之能，而百病丛生。治宜清金保肺，用药宜甘寒滋养，使子母相生，不受火刑，其气自清，乃为良法。但辛燥纯凉之剂，不宜轻用；用之稍过，则反伤其气。须察脉之虚实，若脉不足，虽有痰血，亦宜温补真元，切忌寒凉。若衄血吐血，势未甚者，当宜从治，用补中益气汤加麦冬、五味子之类为宜。若用寒凉，则理无是处。

（8）扬

**外感风寒咳嗽，身多发热头疼。或兼火郁在诸经，发散轻扬以定。**

扬，谓发散轻扬之法。如"四时感冒风寒，时行疫证，实非真伤寒。初感则入于太阴肺经，故咳嗽痰多、鼻塞，或头疼、发热，状似伤寒"（《慎斋遗书·卷之三·二十六字元机》）。治疗不可遽用甘辛发汗，当察其脉之虚实，验其证之有余，以轻剂兼风药引而扬之，如葛根、升麻、荆芥之类，参苏饮之属；或兼火郁，少加辛凉。

（9）逆

**人火分明势缓然，寒凉灭伏药相兼。两途虚实应须别，莫使差讹致倒颠。**

逆，谓逆其病性而治。出自《素问·至真要大论》，其曰："微者逆之。"周慎斋用以治心火不甚之证。人火者，乃心火也。其势不速，可以水灭湿伏，黄连之属可以治之。用寒以益心，即此谓。名虽曰逆，实为正治之法。

（10）从

**龙火飞腾大速，遇寒光焰滔天。惟其推折势难兼，邪退正随管见。**

从，谓从其病性而治。出自《素问·至真要大论》，其曰："甚者从之。"盖龙火为相火，其势大烈，不可水灭湿折，应从其性而伏之，惟桂附姜之属，可以治之。庸医不识此理，凡见火病，不分阴阳，不辨虚实，只知黄柏、知母能补肾滋阴，不知阴气化火，火势愈强，这是不明龙雷之性，不善从治之法。

## （11）求

呕逆声频气有余，欲餐难入费踌躇。寒因热用无他技，姜制栀连倍竹茹。

求，谓求心火之有余。心为君火，不戢（音集，为收敛之意）则自焚，自焚则死。况真精所藏之位，性喜寒而恶热。王冰曰："寒以益心。"（《慎斋遗书·卷之三·二十六字元机》）又如，呕逆生而食不得入，有火之病证，宜求所谓寒因热用，是其方法。周慎斋运用求法，即寒因热用，药用姜制栀子、黄连、竹茹之品，在温胃止呕的同时，清心火，坚真精。

## （12）责

寒动乎中因肾虚，肾虚阳脱气难拘。须知地户宜常闭，失禁令人必丧躯。

责，谓责肾水之虚。人之两肾，为一身精气所藏之处。元气厚薄、形体存亡，都通过肾中精气变化来判断。善保养的人，相火不妄动，真气不损耗，元阴元阳藏于肾中，与胃气相接，乾坤不息，化生不止，自不能生病。不善保养的人，过劳纵欲，真气漏泄，相火横行，邪气无制，于是百病生焉。肾虚则内寒中生，若门户不禁，则真阳暴脱，泄泻不止。正如《素问·至真要大论》所云："热之不热，是无火也。"周慎斋以脉推断其预后，言"脉存者生，脉脱者死"。主张药宜峻补于下，缓则不能斡旋。

## （13）缓

久而增气理悠长，缓治中和物化常。脾胃相通辨谷气，药如偏胜不为良。

缓，谓中和缓治。《素问·至真要大论》曰："久而增气，物化之常；

气增之久，夭之由也。"此言药之气味，治之缓急，全在医者调理。缓，不仅指用药缓和，也指用药与饮食间断调理。病有新久，新则势急，治宜重剂；久则势缓，治宜轻剂。一切内外所伤，邪气已退，药宜间服，当以饮食调之。因胃中清纯冲和之气，偏与谷肉果菜相宜，即参术亦有偏胜。若服药过度，反伤正气，病益绵延不愈，或者反增新病。医家必须谨慎，以防虚虚之弊。

（14）峻

势急难施缓治，邪实重剂相当。理中承气斡旋分，用者验如神应。

峻，调峻治之法。是治疗病势急、病情重时所用治法。此为死生所系，若胸中无一定之见，不能漫用。如虚则理中附子，实则承气大黄，若能知虚实而善用其法，可谓上工。又如，患似伤寒，应汗不汗，其势不解，心中烦躁不安，势已极盛，宜大剂补中益气汤，加麻黄、干姜、附子，一服即解。此皆峻治之一法。

（15）探

初验难分真伪，欲施攻补狐疑。全凭一探实和虚，此是医家妙计。

探，谓探究病情虚实。有些病例，初治之时较难，虚实不分，攻补难施，全凭探究明白。因内外不辨，虚实不分，妄施药物，难保无失。应在临床察脉之时，了解前医所用何药，作何调理，斟酌得失，对证施治，则必无误。知机者，实可受寒，虚可受热，攻补之诀，即在其中。

（16）兼

实虚相杂损元阳，攻补兼施细酌量。先理脾家为切要，气行无滞补何妨。

兼，谓兼治之法，主要适用于虚实相杂之证，即攻补兼施之意。如气血两虚夹痰，而用四君子汤、四物汤兼二陈汤。对于内伤劳伤，务以调理脾胃为先。如治吐泻腹满等病证，先用温补，兼以香砂辛热之品，使脾气运行，诸证平复，再用纯补之药，以俟汗解而愈。明·杨继洲《针灸大成》所谓"气滞物伤，补益兼行消导"，即此之谓。

### （17）候

伤寒表实汗为难，火数如逢发等间。历代明医无此诀，于今说破妙机关。

候，谓等候转机之法。如外感有余之证，必身热头疼，恶寒无汗，此为表实，理应发汗。然服发汗药而汗不出，不宜再发其汗，须候逢火数，其汗必出。主要使正气胜其邪，邪随汗出而愈。如火数未至，将药强发，虽汗亦非自然之汗，不免反伤其气，其病反甚于前。总之，有汗当止，无汗当候。清·王琦则对"火数"做出解释，指出"火数"谓七日或十四日之期，病证多于此候转机。

### （18）夺

临证随机立见高，宜攻宜守辨分毫。心存专主人司命，急夺乾坤造化标。

夺，是重虚之谓。《素问·通评虚实论》曰："精气夺则虚。"又曰："夺血者无汗。"（《灵枢·营卫生会》）精气血夺者，宜守之而毋再伤之。《素问·六元正纪大论》曰："土郁夺之。"夺之，即攻之之谓。言土郁宜用攻下之法，令无壅塞。由此可知，夺法之用，有守有攻。辨治分明，自无虚虚实实之祸。清·王琦在此基础上，指出"夺"为医者治疗危急重症时，深明理法，明辨诊察，独排群议，夺死置生之意。即"病有危急，而虚实介于疑似之间，治之苟失其宜，虚虚实实，死亡不旋踵矣。惟深于理法者辨之明而察之，审宜守宜攻，确然不惑，独排群议而急救之，所谓夺者，乃夺之死也而置之生，夺之危地而置之安也"（《慎斋遗书·卷之三·二十六字元机》）。

### （19）寒

恶寒战栗非寒证，阳亢精微积热深。莫使毫厘谬千里，总须著意个中寻。

寒，谓假寒真热之证治宜寒下。恶寒之证，有阳亢而见阴证者，此为假寒真热。若真寒之证，其脉为迟为微为弱，气虚欲脱；足冷厥逆，自汗自利；治当急用温补。若热极而恶寒，脉必有力。治宜承气汤下之，或寒因热用之法亦可用。

### （20）热

恶热因非热，元虚气自伤。莫教从实治，须用补虚方。

热，谓气虚发热之证宜用温补。恶热之证，有元气受伤，邪火独盛而发热者，所谓火与元气不两立。治宜温补真元，其火自退，此属阳虚火动，而非真热之病。若真热之病，脉多洪大有力，身热谵语，大便燥结，口渴无汗。而元气受伤之发热，虽有便燥、口渴之象，但脉大无力。治宜人参、麦冬、五味子、山药、枸杞子、肉桂、细辛、生地黄、甘草、白芍、归身之类。

### （21）补

阴盛阳衰气薄，喜温恶冷通情。医能识破个中因，起死回生有应。

补，谓补药、补法。温暖之味，得生长之性，多补；寒凉之味，行消杀之气，多泻。《素问·调经论》曰："血气者，喜温而恶寒。"脾胃为后天气血之源，治病用甘温补土法则效多。但行补之法，宜先轻后重，不及可加，太过则反剧。

### （22）泻

实病因由汗不宣，脉应证对法当权。休将忽略轻生命，诀有言传出自然。

泻，谓泻其有余之法。有余者，邪气实。泻实之法，有汗、吐、下三途。病在上者，或寒，或食，或痰，治宜吐法；邪在表者，宜汗法；邪在里者，先缓后急，不及可再攻，太过恐难复旧，亦不可以攻下为长策。

（23）提

气虚下陷因何故，劳损伤神理必然。闭脱两般无所据，全凭提固法相兼。

提，谓开提之法，为气虚下陷之证所设。胃气在中，肾气在下，二气相接，周流运行不息，何病之有？一旦损伤，则气虚下陷之病由生。肝肾之阴不能上升，心肺之火不能下降，则有闭结之患。治须先行通和，兼以升提；如不效，即宜温补真阳，其气自然通达。又如，妇人血崩，下气虚脱而患泄泻者，皆当峻补升提。《素问·六微旨大论》曰："出入废则神机化灭，升降息则气立孤危。"天、地、人三者为一体，万物化生全在一气升降；运用升提之法，则春气生发而使元气运行。

（24）越

食塞胃中气不调，越因越用法为高。若然反出因无火，温补中宫积自消。

越，即吐法。凡饮食不节，损伤脾胃，以致停滞不化，有欲吐不吐之状。若吐出其物，其患自除。又如，痰在中焦，妨碍气机升降，心下泛泛然；或兼恼怒，郁闷难舒，一吐即愈，皆越因越用之法。若食入反出，是无火，内必兼寒兼积，法宜温补中宫，用理中汤去甘草，加乌梅、生姜消痰，此为越法而兼调中之意。

（25）应

治法中间有四应，四应得法可回生。汗温吐下应无失，失却相应命不存。

应，有二义，应用失用，此谓失职；应效不效，此为病变。周慎斋认为，"治病之法有四，汗、温、吐、下，乃医家之准绳。应汗不汗，失也；

汗之不汗，天气不通。应温不温，失也；温之不温，阳气脱矣。应吐不吐，失也；吐之不吐，胃气竭矣。应下不下，失也；下之不下，地道不行矣。凡用汗、温、吐、下之药，而病仍不应，俱死兆"。

（26）验

　　医家临证要分明，察色观神识死生。腹痛按知虚与实，还凭验舌听声音。

　　验，谓通过临证察色叫声，诊脉验舌，互相参验，以求诊治准确，用药无误。方法是先观形色，次察声音。五色之中，惟土为正色。色中见黄，脉中见缓，此为有胃气。色不可红，色纯红者，真脏色外见，为死证。目为一身精华所聚，有神则精明光彩，黑白如常。实则阳光灿烂，虚则阴翳朦胧。若失其神，则昏昧不明，远近不辨。舌者心之苗，红为热，白苔为寒，色紫者，心火亢极而实热。再察其脉，果系有余，法当急下。舌黑为热极而无生意；色黄兼下利，唇口碎裂，是为水涸，乃假热之证，由肾阳虚极，不能化生津液所致。治宜大剂温补，稍加甘寒，使金水相生，燥解津回，则其病可生。若用纯凉之品，则反泻真阳，促其死亡。又舌短囊缩，脉有力者为热，脉虚者为寒。声音从丹田中出，其音嘹亮，为有神；若含糊声嘶，为痰火盛。前重后轻者为虚证，前轻后重者为实证。出言粗鲁，其声雄壮者为胃甚；病重失音，又为死证。病人不语为虚甚，能语则病方愈。谵语郑声及呻吟诸证，皆为阴虚，中气不守，非为佳兆。诊其脉，有神可生，无神则死。喘息者为痰，治当清金降火。如不效，据脉审因，宜从温补。腹诊之法，以验虚实，按之不痛为虚，其脉不足，身虽发热，理宜温补；按之痛者为实，其脉有力，治当急下为法。

　　总之，"见痰莫治痰，见热莫攻热，喘生休耗气，见血不清血，无汗勿发汗，遗精莫补涩，明得个中机，便是医中杰"（《慎斋遗书·卷之三·二十六字元机》）。

### （三）用药权衡

周慎斋在《慎斋遗书》卷四、卷五中，论述了对于方药的体会。周慎斋认为，"用药如用兵，医之有方法，如兵之有军法也。医用药而无准绳，犹将之用兵而无纪律也。凡用药须择一味为主帅，其余分佐使而驱用之"（《慎斋遗书·卷之四·用药权衡》）。其治病讲究章法，制方按君臣佐使法则，强调"若治病无法，虽轻病亦不宜措手"。笔者将周慎斋有关方药的论述，总结为明辨正邪关系、活用药物气味、灵活应用古方、因脉用方、依法用方、辨脏腑用药等要点，分别简要阐述如下。

#### 1. 明辨正邪关系

中医学理论认为，疾病是邪正盛衰斗争的结果，扶正祛邪是防治疾病的最重要原则。《慎斋遗书·卷之四·用药权衡》曰："如有邪固宜攻邪，攻邪而邪不退者，因正气虚，不能胜邪故也。必要扶正为主，正气足，邪自然不能藏匿，求路而出矣。然又必顺其开窍。令邪得有出路，而其出无难矣。"

以补中益气汤为例，此方本为扶正补虚方药。周慎斋以此方加羌活、防风，旨在扶正祛风解表；头痛加川芎、蔓荆子，使邪从汗散。若自汗表虚，邪因虚而入，缓治补中最宜，方用补中益气汤或保元汤，加桂枝、白芍。对于正气未虚，邪气独盛，邪在于表者，祛邪存正，作伤寒治之。但病久正虚，不可用此方法。

若证见寒热往来者，张仲景用小柴胡汤。方中黄芩清肺，柴胡行表，半夏豁痰，甘草和中；又用人参，是因肺虚。内热见口渴，病在上焦，加麦冬、干葛。热而不渴，是热气未达，加猪苓、木通，亦通利泄热。

五苓散，为散表之里药，方中白术、茯苓、猪苓、泽泻，四味为此功效，又用肉桂是因暑热之药，能行表里，热饮通表，水条达下，烦渴饮水过多，水入则吐，心中痰湿在内，即当利之。五苓散用肉桂，补中益气汤用升麻，二者皆为引使通达之妙。

潮热证，病在三焦治法亦不相同。病在上焦，宜解表；病在中焦，宜理中；病在下焦，宜升不宜降，宜缓不宜急；使血气归于中道，则无偏胜之患。

## 2. 活用药物气味

周慎斋用药，讲究活用药物气味。药物有四气五味。四气为寒、热、温、凉，五味为酸、苦、甘、辛、咸。周慎斋在诸药方中，有用气留味者，有用味留气者，二者不尽相同。

如补中益气汤，若用之入阳分以补气，黄芪、当归气厚宜重用；人参、白术味厚者次之；升麻、柴胡升散，陈皮破滞，俱于气不利，用之宜最少；故味先而气后，后至者成功，是为用味留气。若用之入阴分以补血，人参、白术味厚者，宜重用；黄芪、当归气厚者，次之；升麻、柴胡提气，陈皮行气，俱于血有益，用之不妨多；故气先而味后，后至者成功，是为用气留味。相同药方，所用气血不通药量亦不一样。因补中益气汤内，升麻、柴胡升提走表，黄芪、陈皮气药，余皆血药。

五味子味酸，从人参、黄芪、甘草，则入脾；助人参、黄芪补上焦元气，宜捶碎少用。从当归、麦冬，则主收敛；助当归、麦冬滋下焦阴气，宜全用多用。入温肺汤中，收敛下行，补益真阴，肉桂、干姜导火，藏于九地之内，反不热而凉矣。

## 3. 灵活运用古方

周慎斋用方多以经典方剂为主，随证加减灵活变化。且书中多成对出现进行论述。《慎斋遗书·卷之五·古方解》中，对诸多古方之组方原理进行阐述。

**补中益气汤** 补中者，补中气也。参、芪、术、草所以补脾，五行相制则生化，广皮以疏肝气，归身以养肝血；清气升则阴阳皆长，故用柴胡、升麻以升提清气，清气既升则阳生，阳生而阴自长矣。汗少肺气不开，重用黄芪；汗多里气不守，重用人参；热不退，重用甘草；脐以下无汗，加黄柏三分；浑身拘急作胀，加羌活、防风；不拘急，但作痛，宜用附子。木香在不同方药中亦有不同功效。如保元汤、益气汤、归脾汤，用木香同煎，令其气味浸入，则能助参、芪成功，是谓补正祛邪。四君子汤、十全大补汤中用木香，以汤磨冲和药内，不入药器同煎，令其气味不散，则能行参、芪之滞，是谓祛邪存正。

**归脾汤** 方中味味皆滞，故用木香以疏肝，肝疏得归身、枣仁，肝血润。肝血能润，则脾血能藏；脾既能藏，而后能为胃行其津液，使周身皆利也。参、芪、术、草之补脾，当归之补肝，茯神、枣仁、远志之补心，各守一经，性皆滞碍，得木香之疏通，破上焦之滞，醒动脾气，而后脾能盈气于心，心始生血，散精于肝，肝始藏血，心肝既足，而后脾得以统血，血足则火不郁，三焦通达而无捍格之患。

**四物汤** 四物汤治血之有余，不治血之不足。血之有余者，溢而不归经，则用川芎上行颠顶，下至九泉以行血，当归引血归经，二味走而不守；用白芍之酸以敛之，地黄直达丹田，二味守而不走，使血安于其位也。若血不足而但用四物，则孤阴不长，难以奏功，故必以四君为主，令阳生阴长可。随证加减时，加黄柏、知母，去血积血块。加肉桂，行血，气得上升，而诸积从小便出矣。

**八珍汤** 人参与当归相并，川芎与甘草相并，白芍与白术相并，茯苓与生地黄相并。用川芎，不得用生地黄、熟地黄，用人参，不得用茯苓，以上下相制，不能专用其力也。

**四君子汤** 阳中之阴，肺、脾二经药也。人参补气治里虚；白术行中焦之湿；茯苓泻膀胱隐伏之火，止泻补脾；甘草健脾和中，退虚火，解诸毒，得黄芪则补肺，得当归则补血，得山药则补脾阴，得炮姜则温中，得丁香则温胃，得陈曲则去胃中陈腐之气，得木香、砂仁则醒脾气，加地黄之沉寒则治丹田火起，加白芍则补脾阴，泻土中之木，治木乘土位。

**温肺汤**　温肺汤令金浮而水升。细辛、五味子、肉桂皆所以温肾，肾水温暖则气上行，即"云从地起"。气即水中之金，是金浮。上行之气，熏蒸于肺而为津液，津液属水，是水升，即"水从天降"。另外，温肺汤有木沉而火降之妙，温肺则金旺，金旺则能平木，木有所畏，收敛下行，是谓木沉。木者，火之母也，木浮则火亦在上，木沉则火自降；火降在下，而肾水亦温矣。

**保元汤**　周慎斋在书中非常重视保元汤，常用于补血中之气，故曰保元，治疗元气不足的病证。方中药味，可通过不同炮制方法，随证加减而达到不同功效。黄芪，有汗，用蜜炙；胃虚，米泔水浸炒；表恶寒，酒拌炒；嘈杂，人乳拌制。表虚黄芪多，里虚人参多。甘草生用泻火，炙用健脾。汗甚黄芪、甘草多，无汗加羌活、防风、升麻、柴胡、葛根；久病热不退去表药，只用保元；血虚加当归；脾虚加白术；渴加麦冬、五味子；虚烦不眠加酸枣仁；小水不利加牛膝、白茯苓；心神不安加茯神、远志、酸枣仁；退火重用人参、黄芪；虚而火动少加黄柏；小便不通或赤加香附；腰痛加杜仲；恶寒加肉桂；恶心加炮姜；自汗虚寒加附子；腹胀恐成中满，加附子、炮姜、肉桂、吴茱萸、青皮、枳壳之类；脉虚浮有湿，加羌活、防风、茯苓。人无气不生，而气又多患其不足。凡祛病之药，病祛即止，不可多服，多服能泄真气。

### 4. 因脉用方

周慎斋擅长脉诊，针对不同脉象提出了相应方药，以简化辨证诊断的复杂性。

"其人素见阴脉，服补药不合者，以其阴中之阳虚也。宜补阴中之阳，用八味地黄丸。但见脉数，是为细数，细数者不治。""其人素见阳脉，服热药不得者，以其阳中之阴虚也。宜补阳中之阴，用补中益气汤。倘脉见数，是为弦数，弦数者无妨。"(《慎斋遗书·卷之四·用药权衡》)

命门脉实，六味丸；脉弱八味丸。如痰嗽、腹胀者不宜。咳嗽，夜间舌干口燥，亦可酌用。口干不渴，血虚血燥故也，宜芪归汤。

"因脉用方"是周慎斋临证诊疗的重要特色。周慎斋善于根据脉象的变化特征遣方用药，以简化疾病诊断的复杂性，其在《医家秘奥》中，设《脉法解》专篇，论述"因脉用方"。《脉法解》中最常见的方剂，主要有四首：补中益气汤、生脉散、六味地黄丸（汤）、八味地黄丸（汤）。

### （1）补中益气汤

补中益气汤，出自李杲所著《内外伤辨惑论》，方由黄芪、白术、陈皮、升麻、柴胡、人参、甘草、当归组成。组方思想，源于《素问·至真要大论》所云"劳者温之""损则益之"。补中益气汤，具有补中益气、升阳举陷之功效，主治脾胃气虚、中气下陷、阴火内生诸证。

《医家秘奥·脉法解·卷上》第八条："两寸脉浮而无力，宜补上焦，用补中益气。上焦元气足，其火下降。"左右寸脉为心肺之所属，二者寓于上焦。寸脉浮而无力，无力为不足，故知其上焦元气虚弱。此因中焦脾胃之气不足，阳气无力生发，脾不散精，不能上输心肺，土不生金，阴火上冲。治宜补益中焦阳气，阳气生发而上输心肺；肺司肃降，纳气于肾；心有所养，其火下交于肾水，水火既济而阴火可降。

《医家秘奥·脉法解·卷上》第二十条："寸脉细微，阳不足，阴往乘之，补中益气汤加羌活、防风。"寸脉细微，为上焦阳虚之证。阳虚则寒，不能卫外而为固，风寒湿等阴邪易侵人体。此当用补中益气汤，补益中、上二焦以生发阳气，益气固表。羌活能治水湿，发汗散表，于补中益气汤中用之，深得补中寓泻之意；防风，《本草便读》曰："补脾胃药用之为引者，以疏风则木不郁，湿去则土自健。"故而加羌活、防风于补中益气汤中，以协同升阳气，散风寒湿之邪。

《医家秘奥·脉法解·卷上》第二十一条："两尺洪大，阴不足，阳往乘之，补中益气汤加黄柏。"左尺主肾水，右尺为命门之水，两尺皆洪大为阴不足。此时仍用补中益气汤，是由于脾胃不足，土不生金，金不生水，中焦阳气闭塞而下流于阴分，以致两尺脉不藏而洪大。从中焦入手，以补中益气汤补中土、升阳气，阳气升则阴火无法下流于肝肾，自能濡养两尺。再加黄柏，清下焦阴火以救阴分。与此同时，若中焦阳气不曾下陷，而仅为阴虚火旺导致两尺洪大，此时妄用补中益气汤之升提，必会导致头痛、喉痛等阳亢之症。

《医家秘奥·脉法解·卷上》第二十三条："右脉弦数无力，补中益气汤。"右脉无力，属内虚不足。脉弦而无力，似肝木来犯，其实因为中土虚弱而致肝木来乘。数而无力为虚损，为中土虚弱，虚损越甚则脉数越甚。此虚损或因脾阳不足，或因脾阴不足。此时应结合望、闻、问三诊相参，以定阴阳之病机。脾阳不足，可用补中益气汤以升举阳气。

**（2）生脉散**

生脉散原方，出自李杲《内外伤辨惑论·暑伤胃气论》，由人参、麦冬、五味子组成，治疗夏月之热侵犯人体，伤及气阴。脾胃虚弱者，中焦虚弱，肺气不足，故气短倦怠；热伤阴分，水竭津枯，故口渴多汗，咽干舌燥，或干咳少痰；治宜气阴并补，助以敛收。该方补土生金以润之，以达金收水藏之功。

《医家秘奥·脉法解·卷上》第二条："单左寸旺，为肝盛生心火，生脉散加茯神、远志、酸枣仁。"单左寸旺，即是命门相火未动而君火自盛，肝木盛而生心火，治疗当用生脉散以清金制木，滋水之上源；加茯神、远志宁心安神，酸枣仁滋心、肝之阴分而敛火，"心火旺清而敛之，心火盛敛而下之"。

《医家秘奥·脉法解·卷上》第三条："右手寸肺脉旺，左手尺肾脉亦旺，清肺为主，生脉散加当归。"右寸肺脉旺，即肺金被火所克，灼伤津液。左尺肾水为肺金之子，左尺脉亦旺，由于肺金被火克，不能生水而殃及左尺脉。此时应当以清肺为主，热去而肺金得润，自能金收水藏，而左尺脉可平。可用生脉散清润肺金，敛津液；加当归者，润肝木以及心阴，以防火邪来犯，克肺金与肾水。

《医家秘奥·脉法解·卷上》第四条："两尺脉肾与命门俱旺，生脉散加当归，滋木以及水也。"左右两尺俱旺，即是浮大有力而失和缓之意，病属水室空虚而火浮之象。治疗当用生脉散补肾水之母。方中人参滋补五脏，并有补土生金之意；麦冬，补五脏之阴，在于金水二脏；五味子，收敛精微，宜金收水藏。又加当归者，以肾水一虚则不涵肝木，木火上炽而更为克金，金又不生水，故用当归润木益血以及心阴。诸药合用可滋润肺金，肝木亦平。

### （3）六味地黄丸（汤）

六味地黄丸原方，出自钱乙所著《小儿药证直诀》，由生地黄、山药、山萸肉、牡丹皮、茯苓、泽泻组成；功用滋阴补肾，主治肾阴不足之证。肾为先天之本，藏精之所，若肾阴受损，水少则火亢，先天水源不足，后天脾土受其邪火之灼。肾水虚则不养肝木，肝木枯而化心火，心火盛又克肺金，肺金衰复又不生肾水也。该方峻补肾水，并滋五脏之阴。

《医家秘奥·脉法解·卷上》第五条："左尺旺，六味地黄汤。左右尺俱旺，亦六味地黄汤。"左尺旺，即是浮大有力而失和缓之意，为水室虚少，火发于内，故须六味地黄汤以补足肾水。右尺为命门真火所藏，水火互济之地，若左右尺脉俱旺，即属水室虚少，阴不济阳，命门之火上浮，更当用六味地黄汤以滋养肾水，摄纳浮火。

《医家秘奥·脉法解·卷上》第七条："寸脉旺，两尺微细，六味地黄丸。阴水不升，阳火不降。"左寸属心，右寸属肺，旺为浮大有力而失柔和之象，病属火克金。两尺脉微细，左尺微细为肾中水少，右尺微细为肾中水火俱虚。肾中水少导致火炽于上焦而成两寸脉旺，即"阴水不升"。治法当补水以济火，可用六味地黄丸。

《医家秘奥·脉法解·卷上》第九条："两尺浮而无力，宜补下焦，用六味地黄丸。下焦元气足，其气上升。"两尺脉浮，为肾水虚；无力为里藏不足，病机为下焦肾中水虚，治法宜补养真阴，可用六味地黄丸。肾水得补，则水能生木，木能生君火，下焦真火自能生土，土能生金，再为金收水藏，下焦元气足，五脏生生不息，其气上升。

《医家秘奥·脉法解·卷上》第二十六条："右尺洪而有力，六味地黄丸。"右尺洪而有力，为真水不足，真阳不藏，命门火起；有力者，为邪火炽盛，久之真阴消耗殆尽。此时应当立补肾水，用六味地黄丸，亦可酌加黄柏、知母之类以灭邪火而坚肾水，水足而火潜。

### （4）八味地黄丸（汤）

八味地黄丸又名肾气丸，出自东汉张机《金匮要略》，由生地黄、山药、山萸肉、牡丹皮、茯苓、泽泻、肉桂、附子组成；功用温补肾阳，主治肾阳不足之证。肾为先天之本，为元阴元阳之所藏，有水中伏火之象，蒸腾人身气血。若肾阳受损，火少则水寒。即使水不足，火亦不能生而灭，犹如油尽而灯亦枯。先天釜底无火，则不能养后天脾土，先后天俱伤矣。故治宜水火并补，暖水燥土。

《医家秘奥·脉法解·卷上》第八条："右尺微细，八味地黄丸。左右尺皆微细，亦八味地黄丸。"右尺脉微细，为命门中水火两虚，人身立命之本动摇，虚损为甚之证。水火两虚，可见假热之证，此时单单补水无以助火，径直补火又可致水涸塘焦，必当两相兼顾，补水之中兼温热之肉桂、附子以补火助阳、引火归元，收敛真阳。

## 5. 依法用方

调理脾胃，周慎斋有治理、调和、养补等不同方法。用山楂、神曲、麦冬等药谓之"治"。用消克之药，以攻其病，是治贼邪，故云治。用四君子汤谓之理，是清理之意，故云理。用参苓白术散加益智谓之调，此药能上能下能中，故云调。用四君子汤，寒加干姜，热加川黄连，谓之和，有热去热，有寒去寒，故云和。四君子汤等分用之谓之养，等分均平，不攻不入，故云养。补者不必正治，但补肾令脾土自温，谓之补。

而调理脾胃，症状不同，治法亦不相同。如腹痛腹鸣，为脾土虚寒，但肾虚寒也可导致腹痛腹鸣。若专一补脾，有土克水之患，故用药兼施。山药、白茯苓、干姜补肾；补骨脂、大茴香、肉桂、枸杞子、熟地黄等，补脾之中兼以补肾，这就是补脾兼补肾。如小腹胀满，为肾气虚寒，但脾虚寒也可见。若专一补肾，免有水来侮土之患。补骨脂、肉苁蓉、大茴香、肉桂，为温肾药物，而干姜则温肾兼温脾，这就是补肾兼补脾。另外，补脾补肾亦有禁忌，补脾兼补肾，不宜用白术；补肾兼补脾，不宜用熟地黄。这两种治法俱不用小茴香，恐其行肾气。

经云："胃为多气多血之海，燥则气增而血耗矣。"故周慎斋认为，治胃始终宜养，不可言燥；表里不清，用补中益气汤；病久不愈，宜八珍汤；无热证方可用附子，必是寒证方可用干姜、肉桂。血凝气滞，表上焦热，升阳散火，补中益气，调理用参苓白术散；散火调理，用八珍汤。用补中益气加附子合和中散，则内伤尽除。十全大补合二陈汤，用治脾胃病。

脾多血少气，药味带醒，则入脾而醒脾，如四君子汤用陈皮。胃多血少气，药味带举，则入胃矣，如四君子汤、八珍汤用半夏。四君子汤加用木香，治滞气在胸中。四君子汤加用沉香，治动气在脐下。若气虚不用木香，用黄芪；血虚不用沉香，用肉桂。

纳气亦有多种治法，有用"和"法纳气，甘草用一钱五分以和中，益智用一钱以温肾，此和而纳之。有用"温"法纳气，八味丸、十味丸；肝之脾胃虚，气不归肾，七味丸用吴茱萸、北五味子、肉桂、磁石、人参。有用"凉"法纳气，黄连五钱，生姜一两，同捣烂服之；肺之脾胃虚，气不归肾，生地黄一两，生姜七钱同捣烂服之，或生脉散，加磁石、牡蛎。

周慎斋认为，热因寒引法，如用热药佐以辛凉，由表达里，荣卫和而热者不燥；而寒因热引，如用寒药佐以温热，上通下达，炎焰消而寒者不滞。故退热时，周慎斋用紫苏、葛根、前胡、桔梗，攻热用黄连一分，炮姜四五分。

### 6. 辨脏腑用药

周慎斋在方药论述中，对具体脏腑的要药也颇有心得，认为有些药物根据归经、性味、功效等因素，可以定为相应脏腑用药，在语言上以"凡""必"等加以强调。其认为"药有必不可用者"，如肝病之于白术，脾病之于当归，肺病之于生地，肾病之于桔梗，心病之于桂附，此则必不可用的药物。"有必不可已者"，如纳气用地黄，脾病用茯苓，肺病用参、芪，肝病用白芍，肺火用门冬，心火用川连，胆火用黄芩，肾火用泽泻，小肠用木通，大肠用萆薢，膀胱用羌活，有其证，不可不用其药也。纵有未宜处，亦当以他药制之，如藏附于术，藏附于乌药，藏桂于芍。病在肝，用白术则引肝邪入脾。病在脾，用当归则引脾邪入肝。盖白术走脾，当归走肝故也。脾虚亦忌当归、白术，用之反致胀满。(《慎斋遗书·卷之四·用药权衡》)

### 7. 用药心得

凡病先用热药太过，现出热证，用清凉和解，二三剂即愈。用寒凉太过，现出寒证，用温中理脾，三五剂即愈。

针对不同用药亦有不同心得。用干姜则不用莲肉，一清一温，则温者力减，不能见功。暑月用滋阴药，必用燥药调理；用燥药，必用滋阴药调理。胃有邪火，宜养不宜燥；胃无邪火，宜燥不宜养。养者，指养胃阴。

凡有湿热在上焦者，用茯神、远志，能使浊气下降；在中焦用之，能使清气上升。人参、黄芪、甘草，退热之圣药也，不有细辛，其何能使肾水之上升？不有干姜、肉桂，其何能使邪热之发越也？上焦血虚，当归、肉桂多用，白术少用。中焦白术多用，血燥则与归身并用。下焦血虚，用熟地黄、肉桂，涌泉火起用黄柏。凡嘈杂，脾阴不足，山药宜多用；火旺，甘草宜多用；大便艰，血燥，当归宜多用；心不宁，莲心、薏苡仁宜多用。忌生熟地黄，为脾恶血药之故。

凡腰痛小腹痛者，阴中之气滞，用小茴香、补骨脂行气破滞。阳痿多属于寒，锁阳固精，苁蓉壮阳，菟丝子添精明目，枸杞子升发阳气，随见证用之。腰以下脚膝痿软无力，多属湿热。若大便结燥，四物加苍术、黄柏、虎骨（用代用品）、龟板、汉防己之类。若脾胃虚，四君子加入前药。若腹胀，用苍术煮白术入药，参苓白术散亦可。若骨髓中热，加知母、杜仲，补脾阴之不足，且能走肾。诸药得牛膝下引，能退骨髓中邪热，而助诸药成功，故称牛膝为下部药。用川芎，不得用牛膝，嫌其行血行气。如气血大虚，十全大补汤，加杜仲、补骨脂、枸杞子，勿用牛膝。凡用阳药宜和，阴药宜急。行气药宜少不宜多，少则效，多则无效。凡发散药内，不得用白术，白术性滞入脾，反能令邪气滞而不散。凡怒气伤肝，不可用白术，当用人参、黄芪、五味子，清理肺气。凡用药必须求得君药。

如浑身胀痛，羌活为君；血病，当归、肉桂为君；气虚，人参为君；表虚，黄芪为君。余仿此。汗后虚烦不安，麦冬五钱，黄芪二钱，当归二钱，甘草、五味各一钱，煎服。麦冬引甘草，泻心中之火，加灯草之清空，则麦冬、甘草，降火下行甚速。凡病势已亟，议用姜、桂、附子热药，须脉带缓沉无力，或豁大而胃气尚存者可用。倘脉细小数，外现气促神昏，形脱音哑，自汗潮热泄泻者，切忌用之。防风，黄芪所畏。用黄芪，则防

风只可用一分，多则反致不效。用羌活须用归身制之。(《慎斋遗书·卷之四·用药权衡》)

## （四）重视脾肾

### 1. 发挥脾胃学说

早在《内经》中，就有关于脾胃的解剖、生理、病变、诊断、治疗、预防等记载，从而奠定了脾胃学说的理论基础。周慎斋尊经崇古，深谙《内经》理论要旨，兼收各家之长，重视脾胃在人体健康中的作用。如其所言，"察色无论四时，无论百病，总以带土色而有神气者为吉"(《慎斋遗书·卷之二·望色切脉》)；又言"治病不愈，寻到脾胃而愈者甚众"；若"诸病不愈，必寻到脾胃之中，方无一失"(《慎斋遗书·卷之二·辨证施治》)等。周慎斋诊疗疾病，顾护胃阳、重视脾阴，对先天、后天的认识独到，对脾胃病证相关脉象也有独到理解，治脾胃内伤虚损等病证均有效验。

### （1）顾护胃阳

胃阳的生理功能，可以概括为腐熟水谷，化生卫气，及为胃之阖降提供动力，维持脾胃运化正常进行，在脾胃气机升降中具有重要作用，是保障人体生命健康的重要因素之一。周慎斋指出："胃阳者，五谷之气，所以培养乎先天之真阳，而为一身四大五脏之生意者也。要乎哉！胃阳之关乎人命也。"(《慎斋遗书·卷之二·望色切脉》)

周慎斋"以扶阳为治病要诀"观点中，所谓"阳气"是指胃气。人以胃气为本，周慎斋强调脉要有胃气，即"脉要和缓中有充实圆满之气，即为有胃阳而无弊"(《慎斋遗书·卷之二·望色切脉》)。还指出"看脉须先识五脏平脉，金短、木长、火浮、水沉，土则持重，各象五行之体也"(《慎斋遗书·卷之二·望色切脉》)。上述五脏脉象，都是脉有胃气的表现。周慎斋还特别强调，胃气须重胃阳。其对胃阳的正常与异常，有如下细致的描述：胃阳与五脏司职密切相关，"心肝脾肺肾，五脏皆阴，而其中则有胃阳之气，周流贯畅于其间。肝属木，木直而长，弦之象也。故其脉弦，弦而如长竿之梢，有软嫩和柔之气者，胃阳之气游行于中也。心属火，火之形浮散而起，故其脉洪，洪而有柔静之气充溢于中者，胃阳之气也。脾为湿土，而得冲和之气，舒徐不迫者，土之象也。故其脉缓，缓而有轻顺和柔温厚之气者，胃阳之气足于中也。肾主水，水性下而不升，故有沉实下凝之象者，肾之脉也。沉中而有澄静收敛之气者，胃阳之气纳于中也。肺主金，金性润，润而有坚凝光。明外现之象，故其气多浮，而轻浮中有润泽轻扬之气者，胃阳之充实也"（《慎斋遗书·卷之二·望色切脉》）。并且，胃阳的病变对五脏亦有影响。"盖五脏皆阴，非胃阳实之，则生意衰落"；"倘肝之胃阳不足，则肝气虚，虚则邪气凑之，除六气之外，别有五入，如心邪入则脉兼洪，洪则为木火俱焚之证；肺邪入则脉兼浮毛，其证多郁闷，盖肺主气，郁乎中而不下行也；脾邪入则脉兼缓，其证多痰郁胸满之候，盖湿入而成热也，多气塞于咽喉；肾邪入则脉兼沉石，其证多腰重胁痛，盖肾主水，水入而成寒郁也；其自为病，则为血虚火焚之类，此肝之阳气不足，当知其病而别之也"（《慎斋遗书·卷之二·望色切脉》）。

周慎斋所言治病要法以回阳为本，不同于其他医家所论。张东扶曰："今人讲回阳，惟知以桂附热毒之品一概施治，是徒知药之阳而不知人身五脏之阳也。"（《慎斋遗书·卷之二·望色切脉》）周慎斋批判当时医家仅知药物之阳而忽略脏腑之阳。他认为"回阳者，回胃阳也，何脏无胃阳，则治何脏"（《慎斋遗书·卷之一·阴阳脏腑》）；万物赖阳而生，从土而发。因"胃气为中土之阳，脾不得胃气之阳，则多下陷"（《慎斋遗书·卷之一·阴阳脏腑》）。由于脾与胃在生理功能方面，相辅相成而密不可分，共同承担着人体滋生气血，濡养脏腑之职责。因而，胃阳虚衰，脾的功能则受其影响，从而导致疾病的发生发展，所以周慎斋提出"用药以扶阳为先"的观点。

### （2）重视脾阴

脾阴与脾阳对应，当指脾中特定的精微物质。包括贮藏于脾中之营血、阴液和脂膏等，是由水谷精微所化生的，组成和濡养脾脏的特殊物质，是脾脏生理功能活动的重要物质基础。脾阴是脾中具有滋润、抑制、宁静、潜降等特定属性的精微物质，脾阴具有特定的濡养、灌溉、协助运化等生理功能，能协助和制约脾阳。同样，脾阳运化转输功能的正常运作，也为脾阴的生成与内藏提供了保障。脾之阴阳，共同维持脾的正常运化功能和统血功能。

李杲的脾胃学说，详于脾阳而略于脾阴，后世医家多受其影响而忽略对脾阴的研究与系统总结。周慎斋则认为，脾阴在维持人体健康中的作用，同样是不可或缺的。如"脾气为中土之阴……胃不得脾气之阴，则无以转运，而不能输于五脏。脾既不输，则心亦无以奉生而化赤；心不化赤，则心火弱不能制肺金；金既无制，则下降之令不行；于是五脏中失其和平者多矣"（《慎斋遗书·卷之一·阴阳脏腑》）。所以，"脾阴不足急宜补之"（《医家秘奥·脉法解》）。

正常情况下，"缓为脾之本脉"（《慎斋遗书·卷之二·望色切脉》），缓而有力为太过，缓而无力为不足。"凡虚损见数脉，为胃气不足，若转缓弱，为胃气生发之象。盖缓则有宽裕不迫之意，弱则有软嫩柔和之态，象少阳春生之景也。故脉见数，宜单补脾阴以养胃气，犹可转也"（《慎斋遗书·卷之二·望色切脉》）。而脾阴虚脉象，为"肝脉弦长，脾脉短，是为脾阴不足"（《医家秘奥·脉法解》）。若不谙熟短脉之形，而误认为滑脉，以痰饮、食积论治，而"妄用消导以克伐，则脾阴愈虚，而木必乘虚来克，诸症蜂起矣"；若脉短中带数，则脾阴益虚，不能输布其气，故"气促而急，中焦之不足甚矣，急宜补中益气以补其虚，总不可用克伐之剂也"（《医家秘奥·脉法解》）。上述脾阴不足的脉象，是针对右关脉而言。若六部脉出现"沉而紧数"的特征，属热证，亦为脾阴不足。沉紧之脉，紧为寒，紧而带数，说明寒凝日久化为郁热。之所以化热，皆因脾阴不足。脾不运，水谷之气不行，故呈现出紧脉；阴不足，则久之郁而化热，故呈现出数脉。这种情况下，无需参照右关脉的特征，即可断为脾阴不足。脉为血之府，脾统血，血枯则脾阴虚，脉象则易多变，"脉或大或小，或浮或数，或弦或涩，变易不常，知其脾阴虚而脉失信也"(《慎斋遗书·卷之七·虚损》)。

脾阴虚证，除"久热不退、虚热、劳损、中消、嘈杂、噎膈、声哑、口疮、纳差、泛恶、不食、食后腹胀、腹痛或便秘"等症状以外，还包括周慎斋所言"一人尿血，此脾阴不足也"(《慎斋遗书·卷之七·尿血》)。周慎斋对脾阴虚证的分析和方药选用颇多切当之论，可补脾阴以治脾胃内伤、阴火炽盛、阴血干涸之证。周慎斋所用补脾阴之方药，多为四君子汤加怀山药、白芍、莲肉、扁豆、薏苡仁、五味子等甘淡平补之品。其言"四君子补脾药也……得山药则补脾阴……加芍药，以补脾阴而泻土中之木"(《医家秘奥·慎斋三书·卷之一》)。对于六部沉紧之脉，则"暂用四物、知、柏以滋阴清火，倘火清热退，仍当用山药、莲肉之类，以独补脾阴也"(《医家秘奥·脉法解·卷上》)。

周慎斋对脾阴深入的观察和体会，增强了后世对脾阴相关理论的认识，丰富了临证治疗脾阴虚证的经验，为后人准确诊断脾阴虚证提供了重要的参考依据。

（3）对脾胃内伤学说的发挥

对于脾胃内伤学说，周慎斋用五行学说阐释阴火病机。认为阴火是由于脾胃元气衰弱、气机升降失调、五行生克制化失常，而引动肾中相火所致。阴火上冲，为脾胃内伤发热的原因。

先天之元气，受后天水谷之气的滋养化生；藏于肾中的元气，虽然基本来源于先天，但后天脾胃运化所产生的水谷之气，也是充养元气的重要来源。这是由于后天水谷精微之气部分封藏于肾，归于肾脏化为元气。如"房劳辛苦之人，七情六欲损伤元气，心神失养，相火亢烈；亢烈之火不能生土，则脾土有伤矣……则后天伤；金气不足，则水无从以生，而先天伤；二天俱伤，则不能转相滋养，五脏失其生成之职，相火不期燃而燃矣，水竭无以制之则死"（《慎斋遗书·卷之七·虚损》）。后天水谷之气，依赖先天之元气的维系。"人生全赖此一腔之气，而气又以血为依，胃乃生血之原。若元气不足，陷于阴分，则血不生长，化而为火，变异无常，渐趋死路，而曾莫知其故，亦可悯矣"（《慎斋遗书·卷之五·古方解》）。先后天皆有损伤，无法互滋，互失依靠。此时若病人胃气不绝，以药物补后天之源，则尚有回转之机。

中医学关于人体生命的产生、维持和延续，往往是从元气的角度来认识的。元气来源于先天之精气，对人体生命的产生、维持和延续十分重要。如《慎斋遗书·卷之一·气运经络》曰："若其人真元完固无损者，则能不随之而转流。故人贵保元，而治病者，亦以保元气为首务也。"指出治疗应以保留和恢复病人的元气为主，如"元气衰弱，当先补元气，而后祛邪，如邪盛，又当攻补兼施，量其虚实而施治，斯为善矣"（《慎斋遗书·卷之七·阴虚》）。亦即，遣方用药之时应分轻重缓急，元气已衰先补益元气，若邪气壅盛又应酌情攻补兼施；但治病过程中，始终都应密切关注元气的盛衰存亡。

脾胃内伤发热，主要是由于相火为元气之贼，火与元气不两立，一胜则一负；脾胃内伤所致元气虚弱，相火妄动化为阴火，阴火得以乘其土位。周慎斋认为，有两种致热途径：一是由于阴火上冲，火盛而发热，如李杲所论。二是阴火上冲，并三阳上逆、阳浮于上而发热。如《慎斋遗书·卷之六·内伤》曰："内伤发热，是虚阳上浮，下寒而上热，内寒而外热，其热是假也。盖肝、脾、肾三阴在下，三阴中有三阳；若阳气虚，阴气胜，则三阳上逆，三阴独滞于下；太阴无阳明之阳，少阴无太阳之阳，厥阴无少阳之阳，阳浮于上，身热所由发也。太阴则无阳明之阳，少阴则无太阳之阳，厥阴则无少阳之阳。阳浮于上，身热所由发也。"提出用干姜回阳明之阳于脾，肉桂回太阳之阳于肾，吴茱萸回少阴之阳于肝。若病久不愈，下焦虚寒，火不归原，阳浮于上，见热甚、口干，则用附子温下焦而回阳。

在治疗上，周慎斋针对脾胃虚之轻重、阴火的盛衰、气血的虚实、病之新久，酌情选用方药。如内伤发热初起及气血两虚潮热初起，阴火较甚者；或内伤误作伤寒，用汗、吐、下后，阳气下陷成痢，及汗后热不退，寒热间作如疟，脉无力者，治以补中益气汤；发热兼脾虚不运下痢者，治以健脾力专之剂四君子汤；病后余热、虚烦不眠；或因脾虚受惊而发热，或兼血证等火土不相生者，用归脾汤；阴火炽盛，损伤脾阴者，用四君子汤加怀山药等；微寒微热者，用八珍汤加黄芪；自汗微热者，用八珍汤加肉桂；发热日久，阳陷阴绝，阴火炽盛，阴血干涸，气血俱虚，见浑身热甚、大便干结、脉洪大而有力者，若用升提之法，必致头痛、咽痛，故用六味地黄丸壮水之主，以镇阳光。周慎斋分析脾胃内伤发热的机制，并在前人的基础上，对其治疗有一定的发展。

### 2. 肾命为枢，脏腑所系

#### （1）对肾命的认识

肾有阴阳。肾阴即元阴、真阴，亦称肾精、肾水、真水；肾阳即元阳、真阳，亦称肾火、真火、命火。肾阴藏精主水，肾阳主命门之火。阴阳消长，水火共济，维持机体的动态平衡。所以，肾系于命门，为先天之本；命门附于肾，肾具有物质基础，赖于命门功能。周慎斋临证十分重视肾命，强调肾命为人体生机之所系。如《慎斋遗书·卷之一·阴阳脏腑》中指出："两肾中间一阳藏处，命门是也。命门三焦之本，呼吸之原，犹天之北辰，而人身之枢也。"

## （2）心肾相交说

心主君火，肾主相火，二者因其所在脏腑之不同而名称有异，实为一身元阳之划分。君火在上，为阳气之用，主出神明；心火离照当空，则五官治，万类盛。相火在下，为阳气之根，司主生化；相火潜藏不露，则万物有生育之机。君火为相火之统帅，相火为君火之根基。君相二火，既相制又相养，彼此协调，以发一身元阳之用。周慎斋阐释心肾相交的特点，指出"命门之火与心包络，一脉相通"（《慎斋遗书·卷之六·内伤》）；"心脉洪大，命门脉不起，是为心之正脉"（《医家秘奥·脉法解》）。肾水干涸，不能制命门之火；命门火旺，则心火亦旺。若"火乘土位，土燥则金无所养，火又从而克之，使肺气不利，气高而喘；火盛血干，神无所养"（《医家秘奥·脉法解》）。

命门之火藏于肾水之中，能激发蒸腾肾水而化清阳之气上升于心。"水中有真阳，水随阳而升至于心，则生心中之火"（《慎斋遗书·卷之一·阴阳脏腑》）。此处的"真阳"，即指代命门之火。阴血含于心火之中，能沉静牵制心火而化浊阴之气下降于肾；"火中有真阴，故火亦随阴而降至于肾，则生肾中之水"（《慎斋遗书·卷之一·阴阳脏腑》）。这是心肾相交的原动力。

至于心肾相交的途径，周慎斋指出，"心之府小肠，肾之府膀胱，肾由膀胱升至肺，由肺而之心，由心而之肾"（《慎斋遗书·卷之八·惊骇》），不可"越一脏一腑"。这一过程发生在三焦，三焦为水火升降之道路，主升降出入，根于肾命，上通心包；肾水可依靠命门之火协助，化为清气，历循三焦而上达于心，心火亦赖真阴之制，化为浊气，历循三焦而下行至肾，心肾得以交通。

周慎斋辨治心肾不交，善以脉象特征为重要参考依据。根据脉诊三部九候要法，认为心属左寸，而肾命属右尺；"左手寸脉旺，右手尺脉亦旺，是君不主令，相火代之"（《慎斋遗书·卷之二·望色切脉》），投以六味地黄丸滋阴降火。

由此可见，命门之火可生君、相二火，君、相二火又赖命门之火之维系，共同发挥着维持和促进人体生长、发育和生殖的生理功能。

### （3）脾肾互补论

明代医家很重视脾肾关系，有重视肾命者，有重视脾胃者。周慎斋不囿于前人之说，主张"脾肾互补"。肾命门是元气的根本，而元气又是五脏阴阳的根本，所以命门是五脏的根本。脾胃的水谷精微，是化生万物的物质基础，因此脾胃亦是五脏六腑的根本。脾肾除同为五脏六腑之本的生理功能外，还属于相互化生的关系。因此，周慎斋认为，无论是"补肾不若补脾"，还是"补脾不若补肾"，二者各有其道理。

周慎斋认为，脾肾的关系，主要是脾胃与命门之火的关系，以五行理论阐释脾胃与命门之火。肾中真火生脾土，命门之火与脾胃属于相生关系。命门之火可生脾胃，助脾胃运化；"世之论火生土者，原非君火之谓，乃命门之火也，君火只能焦土，不能生土"（《医家秘奥·脉法解》），"土之母，命门火也"（《慎斋遗书·卷之四·用药权衡》）。其以先、后二天的关系，阐释脾胃与命门的关系。《慎斋遗书·卷之一·亢害承制》指出"脾有累，则后天气伤；后天伤，则先天不能成其生生之气"。《医家秘奥·脾肾双补论》曰："胃中清气上升则为气，从肺回下则化为血，精者血之所化。肾藏精，未闻胃藏精也。予以格物之理悟之，如一杯之热水，其气上腾，试以物覆之，则所覆之上尽皆成气，方怡然曰，精能生气之理。如此，夫精者阳精也，阳即水中之火也。倘水中无火，即为寒水，寒水气从何来？"此为命门火衰。"命门脉弱，用八味丸"（《慎斋遗书·卷之四·用药权衡》），这是周慎斋善用温补思想的体现。

## （五）五运六气思想

### 1. 根据运气诊病的机理

针对运气学说的复杂多变情形，周慎斋认为，需遵守"当其位值其时则正，非其位违其时则邪"（《慎斋遗书·卷之一·气运经络》）的规则。周慎斋将此理论，运用于疾病诊察与遣方用药中。在疾病发生时，各脏腑存在"有胜则必有复，则虽我克我生者，亦必来复，既有胜复则病生"（《慎斋遗书·卷之一·气运经络》）。在诊察疾病时，"病之浅深轻重生死之期，则再察其人之本原，或相需，或相背，以定其止发"（《慎斋遗书·卷之一·亢害承制》）。在遣方用药时，"又当详当时气运中，何运何气为害伤人，然后定夺，不得豫以一定之法，该其细也"（《慎斋遗书·卷之一·亢害承制》）。

《慎斋遗书·卷之一·气运经络》曰："五运六气本为一气，因阴阳升降，相生相制而分。故有天干地支十与十二之殊，亦遂有水火木金土，风寒暑湿燥火五与六之别，其实不过一气，升降上下于天地之间，循环往复。"《素问·天元纪大论》云："寒暑燥湿风火，天之阴阳也，三阴三阳上奉之；木火土金水，地之阴阳也，生长化收藏下应之。"周慎斋据此论强调指出，不同年份对应的阴阳六气不同，"辰戌年，太阳奉寒；寅申年，少阳奉暑；卯酉年，阳明奉燥；丑未年，太阴奉湿；巳亥年，厥阴奉风；子午年，少阴奉火。本乎天者，始于天而还复于天，故曰上奉。甲己之年化应土，乙庚之年收应金，丙辛之年藏应水，丁壬之年生应木，戊癸之年长应火，本乎地而还应于地，故曰下应"（《慎斋遗书·卷之一·气运经络》）。

《素问·天元纪大论》曰："所以欲知天地之阴阳者，应天之气，动而不息，故五岁而右迁；应地之气，静而守位，故六期而环会。"周慎斋据此论曰："五运起于甲，终于癸，甲与己合为土，乙与庚合为金，丙与辛合为水，丁与壬合为木，戊与癸合为火。每岁一运，五岁则金木水火土五行，每岁一迁，由左而之右，所谓地道右旋也。六气则子午为君火，丑未为湿土，寅申为相火，卯酉为燥金，辰戌为寒水，巳亥为风木，本于天而流行于地，地位乎中，乘天之运，以为营运气化者也，故六运循环而定位也。然六气本天也，五运本地也；本在地则用在天，故动而不息；本在天则用在地，故静而守位，此五运六气阴阳天地体用互为动静。"(《慎斋遗书·卷之一·气运经络》) 周慎斋认为，此五运六气相需动静之机，是治病用药的关键。

### 2. 运气理论应用于疾病治疗

根据气运判断预后转归。周慎斋认为，"在五岁之中，当辨其过与不及之殊，五六相生相克比和之别，体用分明，判断强弱，生死病安之道，预期五年十年之内之机体转归，又能预推五年十年之气化"；若"六气定，五运迁，人身之气血盛衰生死随之转流而无差。人感受时行疫痢，是感一时之气。如子午年君火司天，则人必多暑伤者矣。暑气虽一，但人的禀气不同，受病亦不同。需知医病，亦知医天。六气在外则为天，在内则为人中之天，即知医天"(《慎斋遗书·卷之一·气运经络》)。

根据运气顺逆用药。"五运六气俱右旋，倘迁入地而左旋则为逆，所谓子能令母实。如辰戌年寒水司天在天，湿土在泉在地。初气少阳相火，右旋而成燥金，上升于天，至寒水，寒水化燥金则实，金实则左迁；至湿土，入地而逆转，岂能无病？所以辰戌年有湿土之病，当以润药治之。润者水也，水行则湿土得流，有生金之功，无实金之弊矣。此天逆而入地，药顺而违天"(《慎斋遗书·卷之一·气运经络》)。

根据天地司者用药。"司天者主一年天气，如子午年，君火司天，则一年之天气，以君火司事。丑未年湿土司天，则一年之天气，以湿土司事。其左右间则为客气。上半年天气之升，下半年地气之降。在泉者地气用事。

例如子午丑未岁，君火湿土为天者主气，燥金寒水为地者主血。所以子午年气病当清，血病当润；丑未年气病当燥，血病当温也"（《慎斋遗书·卷之一·气运经络》）。

根据五行生克解释经络传变。周慎斋认为，人体经络彼此相连，存在五行之别。而五行经络根据相连属的经络生克不同，亦有不同表现。"遇其所生则为根，遇其所克则隐伏，遇其所属则为表为枝。如肺脉起自中焦，中者为土，土生金，故起于此。其络循胃口，胃亦属土。就像瓜藤，老根为本，遇土复生小根，遇木则生枝果。而肺络大肠，大肠为金之表，如木之枝；肺为金之里，如木之本。人之首是人之根本，所以五脏经络皆倒垂，粗者为经，细者为络"（《慎斋遗书·卷之一·气运经络》）。

### 3. 以生辰禀赋确立治则

《慎斋遗书·卷之一·气运经络》曰："三阴三阳者，六气也，地也而本乎天；生长化收藏，五运也，天也而本乎地。辰戌年，太阳奉寒；寅申年，少阳奉暑；卯酉年，阳明奉燥；丑未年，太阴奉湿；巳亥年，厥阴奉风；子午年，少阴奉火。本乎天者，始于天而还复于天，故曰上奉。甲己之年化应土，乙庚之年收应金，丙辛之年藏应水，丁壬之年生应木，戊癸之年长应火，本乎地而还应于地，故曰下应。"人之生辰，暗示着五运六气对个体禀赋的影响，反映着机体脏腑的偏盛偏衰信息。对判断个体禀赋差异，实现治疗与保健的因人制宜，具有重要意义。在胎儿娩出、张口呼吸的一瞬变生成人，此时间所隐含的五运六气特征印记于初生儿身体，成为终生伴随的禀赋特征，表现为脏腑功能的盛衰倾向。如辛年出生者，水运不及，肾水不足，好发肾、膀胱病证；壬年出生者，木运太过，厥阴肝木之气有余，好发脾、肺病证；丁年出生者，木运不足，厥阴肝木之气不足，好发肝胆病证。生辰禀赋特征为主体信息，后天运气推演的气候变化为客体信息，主客加临则更能细致地推导疾病的愈、甚、持、起等病情变化规律，对把握最佳施治时间补虚泻实、预知疾病变化趋势，以及养护预防也具有重要的临床指导意义。

# 周慎斋

## 临证经验

# 一、内科杂病

## （一）咳嗽

**提要：**

《慎斋遗书·卷之九·咳嗽》和《医家秘奥·慎斋三书·卷之三·咳嗽》，论及"咳嗽"的病因病机和辨证施治，并载有治疗咳嗽的 12 则医案。**要点：**咳嗽不一，所因不同。因于风，宜辛凉以散之；因于寒，宜辛温以发之；因于湿，宜燥之；因于火，宜清润之；因于虚，宜补之；因于气逆，宜清而降之；虚则补之，水泛则温而敛之。因肺属金，金受火烁，则煎熬津液而成痰，宜清其火；火息则痰消；寒则肺不下降，肺液壅而成痰，宜温其肾，水暖则肺金下降之令行而痰消。此为"治咳之大略"。肺气不足，乃病之本；肝脾之强弱，乃病之标。用四君子以补脾肺之不足，加陈皮以疏肝气之有余，用以醒脾消痰，是"正治之法"。以上所述，能否"神而明之"？关键在于"辨脉证之寒热虚实"。

**医案：**

**案例 1**

一人咳嗽粪黑，医以为火，予投桂、附温其下焦而愈。盖病有阳有阴，阴者粪虽软，落水而沉；阳者粪虽极燥，落水而浮。此证中气虚寒，火浮于上，故咳嗽；三阴在下，纯阴无阳，故粪黑也。温暖下焦，阳气归原，则咳止而黑自除。若以火论之，不明之甚也。

——《慎斋遗书·卷之九·咳嗽》

**案例 2**

一人咳嗽，喉咙紧急，渐渐吐红，又兼肠风，已半年矣。予看得久病伤脾，脾藏润泽之气不升于肺，肺气不降而成火，故咳嗽喉紧；脾不统血，故吐血、肠风。用白术二钱、甘草一钱补脾，陈皮一钱理气，煨姜二钱散火。服五帖，病减半。次升提之，用补中益气汤十帖；次调和气血、消痰，用八珍汤加半夏、陈皮，二帖而痊。

——《慎斋遗书·卷之九·咳嗽》

**案例 3**

一人十月患痢，半月后发喘咳，声哑口臭，头汗如雨，作火证治，至春不愈。诊其脉大缓而无力，乃久病无阳，脾虚不统。用白术、茯苓各二钱，人参三钱，甘草、炮姜、白芍、生地各一钱，半夏一钱五分，五味五分。三帖痊愈。

——《慎斋遗书·卷之九·咳嗽》

**案例 4**

一妇恼怒后，身热咳嗽，吐血痰，臭气难闻，胸膈饱闷，背胀。此郁火，宜发之。紫苏、干葛、桔梗、前胡、枳壳、半夏、杏仁、五味、白芍、甘草、苡仁、生姜。一服而痊。

——《慎斋遗书·卷之九·咳嗽》

**案例 5**

一人患内伤，二膝痛甚。此血分虚，阳气不能达下也。用四物汤送和中丸，元气流行，血暖而痛止。至十余日，泄泻，发热，头痛，咳嗽。此内伤多下寒上热，所以然者，郁火上散，寒气下行也。用补中益气汤加附子，温阳气而散火邪。二帖而愈。

——《慎斋遗书·卷之九·咳嗽》

**案例 6**

一人患内伤，出血盈盆，用知、柏寒凉滋阴降火。数月后咳嗽痰甚声哑，形容消瘦，脉轻按有力，重按无力而短涩。此乃肺气亏损，阳气消铄，极危症也。法宜补脾益肺，令土旺生金，金生水。用人参、甘草、五味子各一两，茯苓二两，生姜一两，半夏三钱，熬膏，白糖收之，时时噙之而愈。

——《医家秘奥·慎斋三书·卷之三·咳嗽》

**案例 7**

一人咳嗽，肺脉大，二尺细数。用人参、黄芪各四两，生地一两，甘草三钱，服渐愈。

——《医家秘奥·慎斋三书·卷之三·咳嗽》

**案例 8**

一人久嗽，三年，诸药罔效。用补中益气汤加附子七帖，遂久不发。

——《医家秘奥·慎斋三书·卷之三·咳嗽》

**案例 9**

一人每日早晨喘急、自汗，系中气不足。以补中益气汤加附子，五剂而愈。

——《医家秘奥·慎斋三书·卷之三·咳嗽》

**案例 10**

一人患痢，半年后发喘，声哑，口中臭甚，头汗如雨，嗽声不出。医作痰火治，久而不效，是久病无阳，皆因脾虚生痰，不能统耳。用白术四两、茯苓二两、制半夏七钱、甘草五钱、姜汁二杯，熬膏，以白糖二两收之；噙至半月余，诸病减半；一月痊愈。可见诸病贵调理脾胃也。

——《医家秘奥·慎斋三书·卷之三·咳嗽》

**案例 11**

一孕妇痰喘。用生半夏一钱五分、五味子三分、麻黄二分，先将水煎滚后，入药煎，不令太热，热服，其喘即止。

——《医家秘奥·慎斋三书·卷之三·咳嗽》

**案例 12**

五姐，年六十余，素忧郁劳碌，患自汗，寒热，咳嗽，痰重，胁痛，背痛，腰痛，口淡无味，脉右浮大，左沉细。此肺之脾胃虚也，宜补脾益肺，则肝木平而风邪自散。用人参一钱，白芍、半夏各一钱，肉桂二分，五味五分，炙草五分，姜三片，水煎乘热服。二帖后，用四君子加半夏姜汁炒一钱、五味二分、白芍一钱、杏仁五分、百合一钱，渐愈。

——《医家秘奥·慎斋三书·卷之三·咳嗽》

**医论：**

**1. 治咳之大略**

咳嗽不一，所因不同也。因于风，宜辛凉以散之，前胡、紫苏、防风、葛根之属；因于寒，宜辛温以发之，麻黄、羌活、细辛之属；因于湿，宜燥之，六君子汤，或半夏、桑皮之属，或二陈汤；因于火，宜清润之，麦冬、紫菀、花粉、元参之属；因于虚，宜补之，人参、黄芪之属，或保元、四君、六君；因于气逆，宜清而降之，杏仁、苏子、陈皮、百合之属；因于痰，实则疏之，虚则补之，水泛则温而敛之。盖肺属金，金受火烁，则煎熬津液而成痰，宜清其火，火息则痰消；寒则肺不下降，肺液壅而成痰，宜温其肾，水暖则肺金下降之令行而痰消。此治咳之大略也。若夫神而明之，在乎辨脉证之寒热虚实也。

**2. 咳嗽兼骨节痛证治**

咳嗽骨节痛，不能走履，此肺气不足，不能制肝，肝邪炽而风痰横溢也。肝主筋，筋伤故运动不舒；肝克脾，脾伤故湿不化而成病；且肝主风，肝盛则风溢而痰横矣。故肺气不足，乃病之本；肝脾之强弱，乃病之横。用四君子以补脾肺之不足，加陈皮以疏肝气之有余，用以醒脾消痰，是正治之法也。

——《慎斋遗书·卷之九·咳嗽》

## （二）喘

**提要：**

《慎斋遗书·卷之九·喘》和《医家秘奥·附：查了吾正阳篇选录一卷》，论及"喘"的病因病机和辨证施治，并载有治疗喘证的 3 则医案。**要点：**喘证有寒热之别，其本在肾，其标在肺，其原在胃。"治喘之大法"，宜降气开郁；热则清之，寒则温之，久病敛之，初病发之，甚则从其性以导之。

**医案：**

**案例 1**

一人气喘不得眠，此寒凝气滞于上、中二焦，水火相搏而肺喘也。用山药、茯苓以理其中，而使肺有生生之气。苏梗以开其郁，杏仁以利其气，姜、桂、吴萸以敛其火，使之下行而温肾；肾温则肺亦暖而行下降之令，喘可息矣。

——《慎斋遗书·卷之九·喘》

**案例 2**

一人每日早晨喘、自汗，此肺虚则阳气不足。早晨胃中宿食消尽，肺无所禀，则气不能行降下之令，故上逆而喘。肺主皮毛，皮毛不敛而自汗也。用补中益气汤加附子、炮姜、五味，三帖而愈。

——《慎斋遗书·卷之九·喘》

**案例 3**

一人喘，服清气化痰药，不效。此中气虚寒，阳不上升而浊气不降也。用人参、炮姜、白术、炙甘草、白芍各一钱，五味五分，有汗加肉桂，无汗加麻黄，效。

——《慎斋遗书·卷之九·喘》

**医论：**

喘证虽有寒热之不同，要皆其本在肾，其标在肺。所以上逆，其原在胃，宜降气开郁。热则清之，寒则温之，久病敛之，初病发之，甚则从其性以导之，乃治喘之大法也。

——《慎斋遗书·卷之九·喘》

## （三）胸痛（背痛）

**提要：**

《慎斋遗书·卷之九·胸痛（背痛、胃脘痛）》和《医家秘奥·慎斋三书·卷之三·心痛》，论及胸背痛的病因病机和辨证施治，并载有治疗胸背痛的 1 则医案。**要点：**背为阳，胸为阴。背痛胀，阴中之阳虚，宜补。胸痛胀而连之胃口作痛，手不可近者，属实，治宜清之；手按少愈者，属虚，治宜温之；死血痛而胀，胀而痛，绵绵无休息者，治宜行气活血化瘀；寒痛，胸前如冰冷，治宜温通。心胸痛者，治宜理气活血化瘀。

**医案：**

**案例**

一女人心口右边作痛，引背及两胁，询之幼时为人当背一拳，此血凝气滞也。以灵脂、蒲黄半生半炒各五钱，乳香、没药炙去油，当归各一两，肉桂三钱，酒下二钱，服尽愈。

——《医家秘奥·慎斋三书·卷之三·心痛》

**医论：**

### 1. 阳虚与阴虚证治

背为阳，胸为阴。背痛胀，阴中之阳虚，宜补，用芪、参、甘草、桂、附之类；胸痛胀而连背者，系阳中之阴虚，宜补，用芎、归之类。心口痛入背者，川芎加乌药、栀仁、沉香以降之。

### 2. 火痛证治

火痛如刀割，手不可按，四物汤加沉香、栀子。热气乘心作痛，石菖蒲一两，前胡、赤茯苓各五钱，蜜一盏，生地汁一盏，丸如弹子大。每服一丸，食后，紫苏汤下。

### 3. 寒痛证治

寒痛，胸前如冰冷，喜热手熨，用良姜一钱，乌药三钱，水煎服；或为末，烧酒调服。或芎归汤内加炮姜、肉桂，虚加人参，胀加紫苏。

### 4. 血瘀痛证治

心胸痛，五灵脂、蒲黄等分末，醋汤调服二钱；或延胡、五灵脂、草果、没药等分为末，酒服三钱；或延胡、乳香、没药各二钱为末，酒调服。

——《慎斋遗书·卷之九·胸痛（背痛、胃脘痛）》

## （四）胃脘痛

**提要：**

《慎斋遗书·卷之九·胸痛（背痛、胃脘痛）》，论及胃脘痛的病因病机和辨证施治，病载有 1 则医案。**要点：**妇人胃脘痛，火郁宜发之，痛将愈宜理脾经。胃口痛引背，早微热，午作痛，属血中气滞，治宜降火。调理之方，大要在血，得温则行；故温中行血活血，兼以降火，纳气归元，待血足而愈。女子经行作痛者属气滞者，治宜理气止痛。中间或有死血痛、虫痛、食积痛者，见证施治，而脾胃必须顾之，方无他变。诸痛不可用白术、黄芪，虚痛人参无碍，必不得已而用之，必须斟酌。因"诸痛不宜补气故也。惟吐泻者白术必用之"。

## 医案：

### 案例

一妇年四十余，有孕，因怒郁，遂吐黑血水数碗，胃口痛如刀割，且多痰诞，饮食至痛处隔住不下，或吐血，或吐苋菜水，胃脘时开时闭。此怒则气逆，郁则气结，痰凝血滞于胸也。治之不得法，必成血膈，宜行血开郁顺气。用归身一钱，川芎七分，栀子五分，乌药三分，沉香一分，水煎服。

————《慎斋遗书·卷之九·胸痛（背痛、胃脘痛）》

## 医论：

### 1. 虚实证治

胃口作痛，手不可近者，实也，用石膏不拘多少，火煅醋淬，研末，热汤服二、三匙；手按少愈者，虚也，炮姜之类温之。……中间或有死血痛、虫痛、食积痛者，见证施治，而脾胃必须顾之，方无他变。……诸痛不可用白术、黄芪，虚痛人参无碍，必不得已而用之，必须斟酌。盖诸痛不宜补气故也。惟吐泻者白术必用之。……胃脘作痛不已，乌药五钱，人参、炙甘草各二钱，共末，生姜、微盐搽之，俟水出，即蘸药含化，乃累试累效之神方也。

### 2. 死血痛证治

死血痛者，五灵脂一钱，乌药四分，乳香、没药各一钱，共为细末，温酒调服。死血痛而胀，胀而痛，绵绵无休息者，五灵脂二钱，蒲黄、乳香、没药、延胡各一钱。……胃脘痛，桔梗、甘草各三钱，川芎一钱，水煎，调五灵脂、雄黄各五钱，治死血痛更效。

### 3. 火郁痛证治

妇人胃脘痛，火郁宜发之。紫苏、栀子各三钱，延胡二钱，沉香、甘草各一钱，为末，酒调服。痛将愈，宜理脾经，人参七分，川芎三分，当归、白芍各一钱，炙甘草、延胡、香附各五分，煎服。

### 4. 血中气滞痛

胃口痛引背，早微热，午作痛，血中气滞也。人参、肉桂、香附、陈皮各五分，当归一钱，乌药一分，紫苏三分。调理方不一而足，大要在血得温则行，炮姜、肉桂、当归等药，温中行血活血，间用炒黑山栀降火，沉香纳气归元，俟血足而愈。女儿经行作痛者，气滞也，用香附、延胡二三帖。

### 5. 虫痛证治

胃脘痛，时呕吐清水，吐过即痛止，名虫痛。用来年葱汁一杯，香油一杯，和匀服，虫即化水。

### 6. 食积痛证治

食积痛，不喜食，多呕，用酒曲湿纸包煨为末，每服三钱，积食能从大便下。

### 7. 飞丝入胸痛证治

飞丝入胸，痛甚，汤水不下，雄黄为末，竹叶汤下。

——《慎斋遗书·卷之九·胸痛（背痛、胃脘痛）》

## （五）吐

### 提要：

《慎斋遗书·卷之八·吐》和《医家秘奥·慎斋三书·卷之三·呕吐》，论及吐证的病因病机和辨证施治，并载有治疗吐证的 14 则医案。**要点：**暴吐，饮食所伤。食在上脘，一吐而愈。霍乱吐泻，吐多消痰为主，泻多和中为主，腹痛温中为主；有食即吐，气虚所主，宜补命门火。凡吐病，如早晨食至午吐，午前食至夜吐，吐而若无拦阻者，属胃气大虚，治宜温而降之。呕属于火，宜理气和中，辛开苦降；呕而不出声者，属虚证，宜温，不宜寒。

**医案：**

**案例 1**

一妇呕吐半月，诸药不效，势已危矣，但气未绝耳。诊之脉俱内掉，左手尺中全无。曰：此独可生，阳气未绝，故左尺独安也。用沉香、乌药等分，人参、甘草减半为末，生姜切片淡盐腌之，蘸末含化，下痰碗许而愈。

——《慎斋遗书·卷之八·吐》

**案例 2**

一人身体肥大，每日食鸡一顿，只下午呕吐清水，晚食肉一顿，始安。诊之，寸脉大于尺脉数倍，尺沉而涩，此阴盛阳隔，上焦火盛故能食，丹田虚寒故呕吐。用半夏一钱，沉香三分，栀子五分，人参、炮姜各一钱，附子三分，温下清上而愈。

——《慎斋遗书·卷之八·吐》

**案例 3**

一孕妇吐逆，点水不入，胁下痛甚则厥，脉左关尺洪，右关平，右尺革。此因肾燥不能生木，木枯生火以侮脾土，脾夹肝邪，上行于肺，故呕吐而痛也。若无胎，只须瓜仁、天麦二冬、半夏、柴胡、肉桂则愈；今则不宜，用生地以滋肾血，归身使血归肝以制火，白芍除土中之木，甘草缓上炎之火，砂仁理气安胎，黄芩平伤肺之邪火，大枣和中。二三帖后，火炽稍平，用杜仲、续断、黄芩、黄连、紫苏梗、桔梗、炮姜，敛火安胎。

守此勿易，自厥止而愈也。要知呕吐脾胃有伤，则归、地均在所禁；今则水枯火炽，故以滋阴者，培其本也。

——《慎斋遗书·卷之八·吐》

**案例 4**

一人吐泻腰痛，欲食而不食。此木邪乘土，胃火炽而心嘈似饥也。火在中焦，上干于肺而吐，下流大肠而泻，肺与大肠为表里，大肠既不固，肺又不生肾，则水伤而肾痛矣。用苍术、白术以和胃，黄芩、栀子平火；茯苓、山药补脾肺，白芍平肝，苏梗通气，则火平湿去而安矣。

——《慎斋遗书·卷之八·吐》

**案例 5**

一人吃粥饭即吐，饮酒则不吐，此瘀血凝积也。盖酒性太热，力能化血，故通关直下，非若饮食之有形阻碍也。用辛热没药四两，服至春暖，凝血化解，后吐血而安。

——《医家秘奥·慎斋三书·卷之三·呕吐》

**案例 6**

一妇产后伤食，致胃虚不纳谷，四十余日矣。闻谷气则恶心而呕，闻药气亦呕。求治，吾师恳辞曰：药不入，无法以治。其家愈求不已，遂用人参、茯苓、白术各一分，甘草二分，陈皮、藿香、砂仁各五分，神曲一钱，十年以上陈仓米一合，顺流水二大盏煎沸，泡伏龙肝研细，搅浑，放澄清，取一盏，加姜枣煎服，数服愈。

——《医家秘奥·慎斋三书·卷之三·呕吐》

**案例 7**

一病呕吐清水，从小腹起直于出口。用半夏五钱、干姜去皮炮、丁香二钱，三味研末；临发时，白滚汤调服愈。

——《医家秘奥·慎斋三书·卷之三·呕吐》

**案例8**

一妇患呕吐，粒米不入六日矣，兼头眩，胸膈如束而不舒。诊其脉，沉弦而驶，且无力，此属气虚夹痰郁。以人参三钱、陈皮、川归各一钱，乌药用人乳炒，加竹沥、姜汁，十剂而愈。

——《医家秘奥·慎斋三书·卷之三·呕吐》

**案例9**

一妇自丹田冲上，遂吐清水，盖火气上逆，由丹田虚寒故也。用白术二两、白豆蔻五钱为末，早晚以滚汤调下。盖白术补脾，豆蔻温肺；此药服之，则金水相生，其病渐愈。倘在男子，纯阴无阳，则为不治之疾。

——《医家秘奥·慎斋三书·卷之三·呕吐》

**案例10**

一妇呕吐，诸药罔效。用沉香、乌药等份，人参、甘草减半，姜一块，淡盐沾药擦牙根，津液咽下后腹痛如刀刺，下痰碗许而愈。

——《医家秘奥·慎斋三书·卷之三·呕吐》

**案例11**

一人饮食如常，每遇子时吐，大便秘结。其人必有苦虑忧思，脾气郁结，幽门不通，宜扶脾通窍为主。用人参、白术以苍术汁拌炒、茯苓各一钱，炙甘草五分，附子煮乌药三分，姜水煎服愈。

——《医家秘奥·慎斋三书·卷之三·呕吐》

**案例12**

一人吃粥饭即吐，饮酒则不吐，此瘀血凝积也。盖酒性太热，力能化血，故通关直下，非若饮食之有形阻碍也。用辛热没药四两，服至春暖，凝血化解，后吐血而安。

——《医家秘奥·慎斋三书·卷之三·呕吐》

**案例 13**

一妇产后伤食，至胃虚不纳谷，四十余日矣。闻谷气则恶心而呕，闻药气亦呕。求治，吾师恳辞曰：药不入，无法以治。其家愈求不已，遂用人参、茯苓、白术各一分，甘草二分，陈皮、藿香、砂仁各五分，神曲一钱，十年以上陈仓米一合，顺流水二大盏煎沸，泡伏龙肝研细，搅浑，放澄清，取一盏，加姜枣煎服，数服愈。

——《医家秘奥·慎斋三书·卷之三·呕吐》

**案例 14**

一病呕吐清水，从小腹起直出于口。用半夏五钱、干姜去皮炮、丁香二钱，三味研末，临发时，白滚汤调服愈。

——《医家秘奥·慎斋三书·卷之三·呕吐》

## 医论：

### 1. 虚实证治

吐者，物出而无声，有虚有实。吐而足冷、脉细是虚，吐而身热、脉实是实。夹食、停痰，二陈加姜汁。呕吐，用半夏二两，生姜一两，切豆大，同炒香；再用肉桂五钱，同炒香为末，每服二钱，姜三片，水煎服。吐而兼心痛，作火治。治有虚实不同，口吐清水作虫治。呕吐因胃有热邪，喜冷，寸脉紧数，竹茹汤治之。呕吐无时，寸脉沉迟伏，橘皮汤主之，陈皮、半夏、丁香各三钱，姜水煎。

有食即吐，气虚所主，宜补命门火。凡吐病，如早晨食至午吐，午前食至夜吐，吐而若无拦阻者，胃气大虚也。二陈汤加丁香、槟榔、枳壳温而降之；不用槟榔、枳壳，用黄连五厘，吴萸二厘，加生姜煎服。二帖后加参。吐中兼呕者，呕属于火，宜二陈加黄连、吴萸；惟呕而不出声者，虚证也，宜温，不宜寒。凡吐，诸药不效，苏梗汤磨槟榔、枳壳服之。凡吐，用二陈汤，热加山栀，寒加炮姜，肌热烦作热渴，加葛根；吐后调理，六君子汤。

暴吐，饮食所伤。食在上脘，一吐而愈，平胃散加半夏，或藿香正气散。……吐而兼泻者，吐而蛔虫出者，脾有湿热也，理中汤加乌梅一枚、黄连三厘。但吐而不呕，平胃散、二陈汤。清晨作吐者，胃气虚，肾水被木火吊动也，用白术三钱、吴萸五厘、黄连三厘，养胃降火，其气得以下降自愈。自吐而不呕者，此为假吐，热在胃脘也；真吐必待呕而吐。

### 2. 霍乱吐泻的辨证施治

霍乱吐泻，冷汗，手足冷，轻则理中汤，重则四逆汤。但吐而不止，二陈加姜汁；不效，加丁香；温而不愈，恐虚中有火，加炒黑栀仁、人参，或沉香、乌药为末，生姜三片，淡盐擦之，蘸末含化。寒则多吐水食，腹痛不思饮食，理中汤；热则多呕，身热似火，吐而蛔出，理中汤加乌药、黄连少许。……霍乱吐泻，吐多消痰为主，泻多和中为主，腹痛温中为主。有食即吐，气虚所主，宜补命门火。

干霍乱，用盐水探而吐之，切勿与米饮，反助邪急死。吐而胸胁痛，脉洪大而硬，大便闭，三日不愈，厥逆死。吐而虚烦，发热自汗，腹痛，胸胁闷，痰涎，便血，参术汤加炮姜；若冷汗如水，烦躁，便闭，脉无，不治。吐而四肢冷，尺脉短少，六脉浮大无根，多凶少吉。吐而大便闭，胃气传送不得也，不治。呕而且吐，槟榔下气二三次不愈，不治。呕而浑身作胀，肝气实也，不治。吐而无脉者，不治。吐而有出气无入气者，不治。

——《慎斋遗书·卷之八·吐》

## （六）膈证

**提要：**

《慎斋遗书·卷之八·膈》和《医家秘奥·慎斋三书·卷之三》，论及膈证的病因病机和辨证施治，并载有治疗膈证的 4 则医案。**要点：**膈证乃七情所伤，郁结不舒而成，最难调理，因失意之由，非药石所能治。因思则气结，则脾不运而胃亦不生发；胃不生发，则肺失所养，肺与大肠为表里，肺无养则大肠不行；大肠与胃皆属阳明，为出入相应之腑；大肠不出，则胃亦不纳；不出不纳，则两阳明真气不行，下焦虚寒。中焦元气不到，致后天之胃气不行，浊火填塞胸中而否隔。用补肾起脾之味调之，或可小安。然必意气欣乐，神思爽达，则真气生而可愈。膈证有气膈、血膈、痰膈之别。气膈开关，用乌药、小茴；血膈用当归、桃仁、乌药、沉香；痰膈用半夏、附子。可医者理脾温肺。气膈，火在胃中而丹田真火不足；火在胃为邪火，邪火传速，故煎熬水谷而成痰；治宜降泻火、通真气、理浊气。血膈，血积胸中，气行则血行，宜用气药行气导血；痰膈，痰涎稠黏，痰积胸中，宜用痰药加理气药以顺气降痰。

**医案：**

**案例 1**

一人饮食能进，遇子时则吐泻。盖其人必苦忧思，思则脾气郁结，不能散精于肺，下输膀胱，故津液直入大肠而泻也。吐者脾不健运，不能传化幽门，宿食积于胃中，子时阳升冲动陈垢，故吐也。宜扶脾为主，用人参、茯苓、山药各一钱，炙甘草五分，附子、制乌药三分，生姜一片，煎服愈。

——《慎斋遗书·卷之八·膈》

**案例 2**

一人年五十五，胸前微痛，无休息时，六脉俱无胃气，惟脾脉略缓。盖胸中受气于丹田，时时心下微痛，乃丹田阳气不到胸也，膈气无疑。脾脉微缓，调理脾胃，犹可迁延。保元汤加山药、沉香。

——《慎斋遗书·卷之八·膈》

**案例 3**

一女喉间常起噎鲠，饮食难消，舌上干燥，胸前痛如有所伤，两腿无力，面上肉紧六年矣。方用六味汤加白芷、细辛各八分。

——《慎斋遗书·卷之八·膈》

**案例 4**

一老人患膈气，饮食不下，大便干燥，六脉浮而硬。用乌药四分、小茴香炒一钱，研末，肉汤调下二钱，饮食即进。三服后，用乌药三分、陈皮、杏仁各五分，薏苡仁一钱半，煎服愈。

——《医家秘奥·慎斋三书·卷之三》

## 医论：

### 1. 膈证乃七情郁结不舒而成

膈证乃七情所伤，郁结不舒而成，最难调理，因失意之由，非药石所能治也。盖思则气结，则脾不运而胃亦不生发；胃不生发，则肺失所养，肺与大肠为表里，肺无养则大肠不行，大肠与胃皆属阳明，为出入相应之府，大肠不出，则胃亦不纳，不出不纳，则两阳明真气不行，下焦虚寒矣。中焦元气不到，致后天之胃气不行，浊火填塞胸中而否隔矣。用补肾起脾之味，如山药、小茴、磁石、归身、白芍、甘草、生地、北五味之属调之，或可小安。然必意气欣乐，神思爽达，则真气生而可愈。

### 2.膈证有气膈、血膈、痰膈之别

膈证有气膈、血膈、痰膈之别。气膈开关，用乌药、小茴；血膈用当归、桃仁、乌药、沉香；痰膈用半夏、附子。可医者理脾温肺，如劳役盛者，补中益气汤加附子、制乌药一分。大便如羊屎者，阳陷于阴分而阳气将绝也，亦用补中益气汤以提之。气膈随吃随吐，或食未几即变痰涎而出，火在胃中而丹田真火不足也。丹田之火为少火，火在下化谷为气、少火生气也；火在胃为邪火，邪火传速，故煎熬水谷而成痰。盖火在丹田，乃能生土，腐熟水谷，变化气血；若火在胃中则丹田寒，火乘土位则不杀谷，或吐或成痰。补骨脂、沉香能降火，小茴通真气，乌药理浊气，芡实入肾，人参入肺。血膈时吐时止，胸前作痛，且连背心；血积胸中，气行则血行，宜用气药，枳壳、沉香、芎、归，行气导血。痰膈，痰涎稠粘，痰积胸中，宜用痰药，二陈汤、槟榔、枳壳顺气降痰。前药俱加生姜。膈气中焦无火，惟热在上焦，不用小茴温暖，安能开其胸膈？

——《慎斋遗书·卷之八·膈》

## （七）嘈杂

**提要：**

《慎斋遗书·卷之八·嘈杂》和《医家秘奥·慎斋三书·卷之三·嗳气》，论及嘈杂的病因病机和辨证施治，并载有治疗嘈杂的 2 则医案。**要点：**嘈杂是脾虚肝火得以乘聚所致。在胃口，在胸中，在中焦，在下焦，治各不同。汗下吐后，气阴两伤，胸膈不宽，而下嘈杂者，治宜八珍汤益气补血，辅以川芎宽胸、生地退火；不拘有病无病，但遇嘈杂，即加生地。

**医案：**

**案例 1**

一人脾胃虚寒，心口嘈杂，用白术一钱五分、川连一分、陈皮五分、吴萸一钱,煎服;丸用白术一两,川连五分,陈皮、吴萸各二钱,神曲糊丸,白汤下。

——《慎斋遗书·卷之八·嘈杂》

### 案例 2

一妇郁怒不发,久之噎声甚高,言谈不知,终始嘈杂易饥。《经》曰:心病为噫。此因忧郁于心胸也。用桃仁承气汤,下蓄血数升而安。《经》曰:血蓄在上则喜忘,在下则喜狂也。

——《医家秘奥·慎斋三书·卷之三·嗳气》

### 医论:

嘈杂,是脾虚肝火得以乘聚也。在胃口,芎归芍药汤加山栀仁、沉香;在胸中,芎归芍药汤加紫苏;在中焦,白术为君,陈皮、川连佐之,或白术、山药、白芍、莲子、人参、甘草和之;在下焦,六味丸,切忌燥药。汗下吐后,胸膈不宽,而下嘈杂者,八珍汤,川芎宽胸,生地退火;不拘有病无病,但遇嘈杂,即加生地。

——《慎斋遗书·卷之八·嘈杂》

## (八)腹痛

### 提要:

《慎斋遗书·卷之九·腹痛》,论及腹痛的病因病机和辨证施治,并载有治疗腹痛的 1 则医案。**要点:**小腹痛,为肝肾之部,虚寒气胜所致;大腹痛,为脾胃之部,食积停痰所致。脐右为肺,左为肝,上为心,下为肾,中为脾。诸作痛者,皆中气不足,阳气不通所致。中焦痛,食积者,治以理气和中兼以消导;不愈,必系寒痛,治宜温中散寒。左右痛,大半是风;下焦痛,纯寒无热,惟宜温里之法。诸痛,法宜温中,佐以升发。腹痛手不可按者,属实,宜消导;可按稍愈者,属虚,治宜温中理气,辛开苦降,寒热均治。腹以下至小腹痛，俱宜温暖。若带左右痛，是夹肝火。宜兼清凉散火，或滋阴降火。腹痛下之而全不愈者，不可复下，宜和宜而已。腹痛不过脐与气海，其余痛，俱中气不足，和中散最是。下焦纯寒，用和中散，少加小茴。亦有血滞作痛者，必大小便见血，口内出血，从血分治之。上焦宜清，中焦宜温，惟食积停痰气实人，随所伤而加以消导。若气虚人不可消导。凡痛在上下左右，俱是血分，血分宜血药，求汗则愈。一见吐泻，虽痛必调理脾胃，脾胃一转，而上下左右，皆得禀气，诸痛自愈。上焦宜清，须求吐；中焦宜和，或求下；下焦厥阴之分，吐下无所用，法宜温暖，或达或汗出乃愈。

## 医案：

### 案例

一人年二十余，房事不节，因酒店饮食，遂火夹脐起，上入膈，胸腹内痛，外皮抽进，如有物闭住胸中。用消导者有之，用温补者有之，服药愈多而病愈凶，自分必死。予诊之，思相火自下冲上，直至于头面，今火起于脐，至胸而止，乃因色欲过度，真阳不足，丹田有寒也。作痛者，脾虚有寒，土无火生也。用乌药二钱，制附子一枚，每用附子三分，水煎服。盖附子扶阳，乌药破滞，只此一味煎汤则极清，清则下行甚速。故五日见效，服附百枚而痛痊愈。

——《慎斋遗书·卷之九·腹痛》

## 医论：

### 1. 辨痛之所在而施治

小腹痛，肝肾之部，虚寒气胜也；大腹痛，脾胃之部，食积停痰也。脐右为肺，左为肝，上为心，下为肾，中为脾。诸作痛者，皆中气不足，阳气不通所致也。中焦痛，食积者，多用二陈加消导之药；不愈，必系寒痛，用姜、桂温之；或理中去术，加吴萸。左右痛，大半是风；下焦痛，纯寒无热，除姜、桂，必无治法也。……腹以下至小腹痛，俱宜温暖。若带左右痛，是夹肝火。药宜兼清凉散火，或滋阴降火之味。……怒气伤肝，肋刺痛，气痰。

凡痛在上下左右，俱是血分，血分宜血药，求汗则愈。一见吐泻，虽痛必调理脾胃；脾胃一转，而上下左右，皆得禀气，诸痛自愈。上焦宜清，须求吐；中焦宜和，或求下；下焦厥阴之分，吐下无所用，法宜温暖，或达或汗出乃愈。腹之下焦，与膀胱相近，宜温而达之，使邪从小便去也。下药从胃入于肛肠，吐药入胃上出，亦皆不渗膀胱，故曰吐下无所用也。……上焦宜清，中焦宜温，惟食积停痰气实人，二陈汤随所伤而加以消导。伤热者少加黄连，有酒积者少加利湿清热药。

### 2. 辨痛之虚实而施治

腹中痛，手不可按是实。……以手按腹，腹软而痛止，是虚。……腹痛手不可按是实，宜消导；可按稍愈者，是虚，用炮姜五分，吴萸半分，黄连、木香各二分。盖药少而寒热均治也。……腹痛下之而全不愈者，不可复下，宜和宣而已。……腹痛不过脐与气海，其余痛，俱中气不足，和中散最是。下焦纯寒，用和中散，少加小茴。亦有血滞作痛者，必大小便见血，口内出血，以四物汤加延胡、香附、肉桂，从血分治之。……若气虚人不可消导，六君子加砂仁、木香。

### 3. 辨痛之寒热而施治

诸痛，法宜温中，佐以升发，如麻黄之属。……凡呕吐、腹痛，因于寒者，用绿豆一钱，胡椒一两，煎汤服之。……腹痛温中药不愈者，用生附子、干姜、肉桂、麻黄即愈。……热痛，发渴，里急后重，脉实。寒痛，四肢冷，自汗或无汗，脉无力。腹痛绵绵无增减者，脉迟，属寒。乍痛乍止，脉数大，火也。……热痛，先以冷水探之略愈，香连丸；寒痛，理中丸加木香、茯苓、陈皮，或和中散。

### 4. 其他诸腹痛证治

腹痛心口痛，恶心作泻，半夏、茯苓、苡仁各一两，陈皮一两五钱，甘草三钱，吴萸（盐水炒）一钱，共末，滚汤下二钱。绞肠腹痛，盐水服吐。盘肠腹痛，乳香、没药为末，木香汤服。心腹痛及阴证绞肠痛，延胡一两，桃仁五钱，乳香、没药各一钱，五灵脂五钱，醋糊丸。每服三十丸；心痛，淡醋汤下；腹痛，干姜汤下；大便不通，大黄汤下。……痛而泻，泻而痛减者，食积。痛不移处，死血。小便不利而痛，湿痰。腹痛引肋有声，痰饮。时痛时止，面白唇红，虫痛。……虫痛不可忍者，用胡椒一两，盐一钱，和匀纸包，外以黄泥固之，煅约半焦，取出去泥，纯研末为丸，空心服。六七日，虫化为水，妙不可言。

——《慎斋遗书·卷之九·腹痛》

## （九）自下

**提要：**

《慎斋遗书·卷之八·自下》和《医家秘奥·慎斋三书·卷之三·泄泻》，论及自下（泄泻）的病因病机和辨证施治，并载有治疗自下的 15 则医案。论中所称"自下"，即指泄泻。**要点：**凡泻皆宜四君子汤。热加松花，寒加炮姜，渴加葛根、五味，表热表虚加白芷、黄芪。泻有白泡，且作声响，湿热在小肠，平胃散加炮姜。平常溏泄，用红米、黑豆二味，炒熟煎服，效。伤食，暴泻，胃苓汤；凡吐泻水食不下，米谷不化，俱属寒证，宜理中汤。夏月湿热泻，小便不利，五苓散；泻青水，里急后重，香连丸；久泻四君子汤加白芷、黄芪，吐加炮姜，去白芷；久泻满闷，补中益气汤去归身，加附子；身热加羌活、防风，风能胜湿。每日清晨泻，四神丸；肾泄，五味、吴萸，为末，陈米汤下，兼灸气海、中脘。

## 医案:

### 案例1

一人夜间去后方觉腹宽,不去作胀。心部脉洪,肝部浮,肾脉紧。此心不主令,相火代之,肾水被肝木吊动,其泄在肾。补肾不若补脾,脾温肾亦坚也。用芡实、山药、茯苓各一钱,人参五分,熟地四分,益智仁三分,煎服。丸用五味二两,吴萸四钱,枣肉丸,白汤下三十丸。

——《慎斋遗书·卷之八·自下》

### 案例2

一人善饮,酒醉,清晨作泻,腹腿痛,骨节痛,湿热在内也。用白术、茯苓、猪苓、羌活、北味、泽泻、秦艽。一帖即止,随发随服即愈。

——《慎斋遗书·卷之八·自下》

### 案例3

一人春日患泄泻霍乱三年,每发服理中汤病愈。药止后,胸中痛若刀割,略吃一味,不谨即泻,喉中常若飞丝入喉,喉碎出血,用四圣丸,临卧清米汤下;其病不除,或发疟疾,丹田下一点疼痛三四日,泄泻如红曲肉汤,用养血药,半年后腹痛六日,用四君子加附子、炮姜、白芍,兼灸气海穴而愈。

——《慎斋遗书·卷之八·自下》

### 案例4

一人六脉沉阴,重按又无力不清,肾虚也。胃脘痛即泻,痛一阵,泻一阵,肾之脾胃虚火浮于上也。补脾则肾水亏,滋阴则水来侮土,治法惟温肾即可温脾。三十年来未生子,肾寒可知。肾主骨,骨胫痛,肾虚之验也。用地黄汤、补中益气汤加减;丸方用山药、茯苓各二两,补骨脂、小茴香、熟地、杜仲、北五味各一两,人参七钱,陈火肉骨灰一两,吴萸五分,共末,米糊丸。

——《慎斋遗书·卷之八·自下》

### 案例 5

一人久患脾泄，热在肾故也。用白术八两，茯苓五两，元米五合，同入猪肚内，煮熟捣成饼，晒干为末，米糊丸，沉香三钱为衣服。

——《慎斋遗书·卷之八·自下》

### 案例 6

一人泄泻，心脉微洪，肝肾脉俱虚，单治泄泻，恐土来克水。用白芷三钱，升动胃气；五味、人参各五钱，补肺而生肾，白术三两，山药一两，甘草七钱，莲肉、白芍各一两半，健脾止泄而平水土，米糊丸，午前清米汤下五十丸。

——《慎斋遗书·卷之八·自下》

### 案例 7

小儿泻不止，四君子加减不效，乃湿热内郁，宜理脾凉肾。白术一钱，松花五分，二味末，白糖调服；或用水煮白术一两，炒红曲一两，陈火肉骨灰一两，共细末，白糖调服。

——《慎斋遗书·卷之八·自下》

### 案例 8

一人当脐痛，痛则大便泄，此是脾虚，肾水犯上，寒在肾也。宜温肾则水安，升胃气则土旺，而痛不作，泻从何来？用白芷七钱，北五味、鹿茸、人参、炮姜各一两，元米糊丸，白汤下。

### 案例 9

一小儿作泻，服利药太过，致浑身发热，喜卧冷地。盖因肾虚泄泻而肝火起，胃中亦燥也。用松花一钱，炒黄色，安肾则肾水足而火不起，红曲二钱，安胃消积，而发生之气旺，分二服，白糖调下。

——《慎斋遗书·卷之八·自下》

**案例 10**

一妇命门脉弱，责其无火，鸡鸣将作泄，腹响饱闷，此肾虚不纳气也。用补骨脂四两补命门火，小茴香一两行饱闷，姜汁炒杜仲二两兼补脾肾，乌梅一两固大肠，肉桂一两温土，姜煮枣肉丸以益气厚肠。

——《慎斋遗书·卷之八·自下》

**案例 11**

一妇泄泻，两尺无神，此肾燥不合也。一医用茯苓、益智即发晕，因用肉苁蓉三钱以润之，北五味八分以固之，人参一钱以益气，归身八分以养其血，白芍、甘草以和其中，炮姜二分以安其肾。二帖效，十帖愈。丸即前方加倍蜜丸。

——《慎斋遗书·卷之八·自下》

**案例 12**

一人脚膝常麻，饮食多即泄泻，此脾虚湿热下流也。用补中益气汤加防己、黄柏而愈。

——《医家秘奥·慎斋三书·卷之三·泄泻》

**案例 13**

一小儿痧后作泻，二三年，体瘦，腹大，善食。此久泻伤肾，肾不纳气，肝木火起，脾无正火不杀谷，故作泻，瘦削成疳耳。用红曲丸加肉果三钱，服愈。

——《医家秘奥·慎斋三书·卷之三·泄泻》

**案例 14**

一人作泻，或便脓血，后重。用温肺汤去五味子、细辛，加木香、黄连、当归。盖肺与大肠为表里，肺气闭塞不能下降，温之开之，俾下达也。此邪在下焦，因其势而利导之。

——《医家秘奥·慎斋三书·卷之三·泄泻》

### 案例 15

一妇人有孕，常作泻，久泻属肾。用白术四两煮熟，甘草一两炙，山药二两炒，杜仲姜汁炒、松花炒七钱，米糊丸服愈。

——《医家秘奥·慎斋三书·卷之三·泄泻》

**医论：**

**1. 泄泻随证治疗之法**

自下久而不愈，保元汤加白术、茯苓、松花煎服，或加附子。凡泻皆宜四君子汤。伤食暴泻，胃苓汤；夏月湿热泻，小便不利，五苓散；泻青水，里急后重，香连丸；久泻，四君子加白芷、黄芪，吐加炮姜，去白芷；久泻满闷，补中益气汤去归身，加附子；身热加羌活、防风，风能胜湿也。每日清晨泻，四神丸；肾泄，五味二两，吴萸五钱，为末，陈米汤下，兼灸气海、中脘。

久泻自汗，潮热畏寒，建中汤加人参、茯苓。潮热非补不愈也。清晨，久泻，自汗，潮热，梦遗，诸药不效，肾泄也。坎离丸加牡蛎、山药糊丸，服一月愈。泻利腹痛，理中汤；暑泻，胃苓汤；其余泄泻，五苓散。兼腹胀痛，盐汤调服探吐之；身热，自汗，热汤下；利热水，冷水下；口渴，人参汤下。泄泻，发热，困倦，宜气分中补血，保元汤、四君加白芍、松花。久泻伤肾，保元合四神丸。

**2. 大人小儿，不拘吐泻，皆宜补脾**

大人小儿，不拘吐泻，皆宜补脾；虽有杂证，不必治之，后用参苓白术散加木香、砂仁、豆蔻调理。久泻恐有郁火，加黄连少许；小儿有积加四君子，无过于此。凡泻宜四君子汤。热加松花，寒加炮姜，渴加葛根、五味，表热表虚加白芷、黄芪。泻有白泡，且作声响，湿热在小肠也，平胃散加炮姜。平常溏泄，用红米、黑豆二味，炒熟煎服，效。

### 3. 辨泄泻之寒热虚实而治

凡吐泻水食不下，米谷不化，俱属寒证，宜理中汤。烦躁作渴，出黄如糜，酸恶臭气，皆属热证，宜烧针丸。元气不足，脏寒泄泻，肉果四两，木香一两，茯苓四两，炮姜一两，附子一两，共末，姜汁丸，莲心汤下五六十丸。

### 4. 脾泄、肝泄、肾泄证治

脾泄，五更起泄是也。若寅卯泄作响，名肝泄。半夜子时泻，名肾泄，肾司二便也。用杜仲一两，生姜一两，同炒干，五味、肉果各一两，补骨脂一两，吴萸二钱，共末。生姜煮枣肉丸。肾虚作泻，熟地、生姜各一两，同煮捣饼焙干，山药、茯苓各一两，共丸。脾泻，白术一斤切片，大枣八两，白术一层，枣一层，入罐内，水煮烂，捣成饼，晒干，再加松花四两，炒黄，米糊丸服。

——《慎斋遗书·卷之八·自下》

## （十）痢疾

### 提要：

《慎斋遗书·卷之八·痢》和《医家秘奥·慎斋三书·卷之三·痢》，论及痢疾的病因病机和辨证施治，并载有治疗痢疾的 7 则医案。**要点**：痢疾多因饮食所伤，湿热相搏。真痢，里急后重，身不发热，饮食如常；为脾气有余；先宜疏通，后用黄芩芍药汤调理。内伤似痢，饮食少进，精神短少，四肢倦怠；为脾气不足，宜升阳为主。凡痢疾一见表证，必先解表而后治痢，必表邪解而后无传变之患。凡痢疾有表里，不宜大下、解表，解表则里虚不和，大下则表证难退，表里俱不得畅则死。赤白痢、久痢、噤口痢，证治有别。

**医案：**

**案例1**

一妇患痢甚，诸医皆用清凉解毒；五六日后，汤水不进，口唇痛裂，浑身大热，此肾之脾胃虚也。上身热者，皆中气虚寒，肾气不能上升也。以补中益气汤去陈皮，加干姜、肉桂各一钱，附子钱半，人参三钱。一服觉喉中痛，少顷觉胸中痛，又觉小腹痛、肛门痛。连进二三服，胃气渐复，始进饮食，但痢大作，众用香连丸，一服，便不能言语；速进保元汤加附子始苏，调理月余方愈。

——《医家秘奥·慎斋三书·卷之三·痢》

**案例2**

一妇产后痢，误用克伐药，肛门痛如针刺，脉数无至数，产后得此脉甚危。用人参一钱、磨木香二分，参得香则能去滞气，而后人参成功以补肺中元气，元气固而不下陷，则肛门之痛自除；又有木香行滞散痛，故一服即痛减。后以前药加和中散三分服之，是夜即睡。后用人参二钱，黄芪二钱，升麻、柴胡、甘草各五分，陈皮、木香各三分，渐愈。

——《医家秘奥·慎斋三书·卷之三·痢》

**案例3**

一妇患痢，所服皆清凉、解毒、克伐之剂。以致脾胃虚弱，血无所统，日下数碗；遇有所触，其下益甚。欲补血，恐脾愈虚寒；欲引归经，然血去殆尽。治以阳生阴长之义，治以补中益气汤，养中气而安。

——《医家秘奥·慎斋三书·卷之三·痢》

**案例4**

一小儿八岁，噤口痢。用归身开发上焦，木瓜、牛膝开关达下，炮姜温中，人参补气而效。

——《慎斋遗书·卷之八·痢》

**案例 5**

一妇痢疾身热，作真痢治，遂烦躁。用附子一钱，白术、炮姜各一钱，甘草五分，愈。夫身热者，阳浮于外也；烦躁者，阴盛于内而格阳也。附子理中汤回阳于命门，逐阴寒于外也，所以甚效。

——《慎斋遗书·卷之八·痢》

**案例 6**

一人病痢腹痛，下之不效，温之不愈，如是一二月，自分必死。诊其脉知有死血，用乳香、没药二三钱，酒研服，愈。

——《慎斋遗书·卷之八·痢》

**案例 7**

一女子久痢三月，红白俱止，但鸡鸣腹内作响，作泻七八次，日日如是。此肝气有余，脾土不足，久痢伤肾。用风能胜湿之药以补脾胃，人参七分，天麻三分，乌梅、阿胶、茯苓、甘草各五钱，肉苁蓉、黄连、石斛各三钱，木香二钱，北五味一钱，补骨脂、郁金、陈皮各四钱，丸服，愈。

——《慎斋遗书·卷之八·痢》

## 医论：

### 1. 真痢与内伤似痢的区别

痢疾多因饮食所伤，湿热相搏。若里急后重，身不发热，饮食如常，此真痢也，为脾气有余。先宜疏通，后用黄芩芍药汤调理。若饮食少进，精神短少，四肢倦怠，此内伤似痢也，为脾气不足，宜升阳为主。

### 2. 痢疾兼表证者必先解表

凡痢疾一见表证，必先解表而后治痢；若表不解，则表邪传里，痢必不愈。故发热身痛，邪在太阳，用参苏饮发表散邪；寒热往来，邪在少阳，小柴胡汤；身疼目痛，鼻干不眠，邪在阳明，宜葛根汤。必表邪解而后无传变之患。……凡痢疾有表里，不宜大下、解表；解表则里虚不和，大下则表证难退，表里俱不得畅则死。

### 3. 辨泻痢之先后而施治

先泻后痢者，脾传肾，脾气下流，湿热乘于肾也；先痢后泻者，肾传脾，肾不受邪，复返而至脾也。先泻后痢，宜黄芩芍药汤，黄芩清大肠，芍药收阳气，红多加归身，白多加杏仁。里急后重加槟榔、木香，火甚加黄连，积中有紫血，是瘀血也，加红花，倍白芍生血和血。痢下如绿豆汁色者，湿也，加炒苍术、白术燥湿。

### 4. 痢疾用药须知

痢疾初起，宜先通之，厚朴、大黄、枳实、朴硝。小水不利加栀子，上胀加槟榔，腹痛加木香。……凡痢不可用燥药。痢属肾，肾恶燥，燥则火就之而结痛也。

### 5. 痢疾诸证辨治

**赤白痢** 赤白痢，里急后重，日夜无度，腹痛，小便赤涩，大承气汤。脉平和者吉，脉微小者易治；极细无力，气血两虚，调理气血，不可下之。脉洪大、身热者难治，主方必先通利，后用黄芩、白芍、甘草、黄连、槟榔、木香、枳壳。如闭结加大黄、芒硝，小便不利加木通、车前、灯心；腹痛加川芎，血枯加归身，气滞加杏仁，身凉四肢冷加煨姜、肉桂、吴萸。久不愈，八珍汤加乌梅、炮姜；寒加桂、附。表热无汗身痛，人参败毒散。……赤白痢，肚腹疼痛，里急后重，玉鹤二神丸，当归、川连、枳壳、槟榔各一两，木香二两，大黄四两，酒糊丸，茶清下七八十丸。

**久痢** 久痢，必用制过乳香、没药，行气行血。盖气行则后重自除，血行则便脓自止。再用白芷以醒脾，人参以补气，甘草、芍药以和中。久痢小腹痛，补骨脂、小茴、杜仲以固肾。痢不止加续断。久痢腹痛，如湿热为害，里急后重者，用姜汁炒川连。……久痢不止，宜涩之。甘草、粟壳各七分，小红枣七枚，灯心七寸，陈酒三杯煎服。或用五倍子、芽茶等分，枯矾少许，乌梅肉、大蒜捣丸效；或戊己丸，川连、吴茰各五钱、肉桂、黄芩各三分。

**血痢**　血痢，红花、苏木、百草霜各三钱，酒调服。里急后重，黑丑烧存性调服，又用皂角灰服，亦效。

**噤口痢**　噤口痢，用人参、石莲肉、石菖蒲以开关，牛膝亦可以开关，又方：绿色升麻一钱、石莲肉五钱、人参三钱，神效。

**痢疾兼肛门肿胀**　痢疾，肛门肿胀如痔状，用冰片研乳调搽。内伤痢疾，阳气下陷，化为燥火，肛门肿胀，必待阳气上升而后邪热可去。补中益气汤加杏仁、苏梗之属。

——《慎斋遗书·卷之八·痢》

## （十一）胁痛

**提要：**

《慎斋遗书·卷之九·胁痛》，论及胁痛的病因病机和辨证施治，并载有治胁痛的2则医案。**要点：**左胁痛为肝气有余，左属肝，属血，痛为肝气有余，有余便是火，火郁则血凝，故治宜泻肝气、和肝血。右胁痛为肺气不降，血中之气病，右属气，痛为气滞，气滞则血凝，故治宜调气、和血。饮食劳役而致两胁痛者，左宜破血，右宜破气。两胁下痛，上穿肋，系气血有火，用药止痛，必有行有补乃愈。

**医案：**

**案例1**

一人因房事不遂意，左胁痛如刀刺，中脘痛则急死，日日如此。痛已四年，诸医不效。因多服开郁调气药，大便结燥。予诊之，用木香散胸中结气，川芎去肋胸痛，郁金下气止痛，三味各三钱；当归、生地、黑山栀、贝母、陈皮、香附、炮姜各五钱，解郁消痰，养血顺气温中；黑芝麻三合滑肠，白檀香三钱调气，甘草二钱和中，酒煮常服，酒完痛止。

——《慎斋遗书·卷之九·胁痛》

**案例 2**

一妇有孕六月，左胁痛如刀割，喘嗽气促，不能安卧，身热汗出，痛甚则厥，厥则脉绝。先服黄芪、枳壳、肉桂、川连、苏梗、杏仁。右胁痛稍止而气更促，此因肺虚气不降也。用人参三钱，川附、肉桂各五分，甘草八分，黄芪、白芍各一钱，砂仁末一钱，三帖愈。盖妇人重身，有故则毒药无殒，所以肉桂之下胎而适足以安胎也。

——《慎斋遗书·卷之九·胁痛》

## 医论：

### 1. 左胁痛证治

左胁痛为肝气有余，宜小柴胡加四物。左属肝，属血，痛为肝气有余，有余便是火，火郁则血凝，故以柴胡泻肝气，四物和肝血。左胁痛宜升提，枳实、川芎各五钱，炙甘草二钱，共末，酒调下。

——《慎斋遗书·卷之九·胁痛》

### 2. 右胁痛证治

右胁痛为肺气不降，血中之气病也，宜芎归芍药汤加乌药、青皮、肉桂、陈皮调之。右属气，痛为气滞，气滞则血凝，故以乌药、青皮、陈皮调气，芎、归、芍药、肉桂和血。右胁痛，宜降气，枳壳、桂心各四钱，姜黄四钱，炙甘草二钱，共末，姜枣汤下。

——《慎斋遗书·卷之九·胁痛》

### 3. 两胁痛证治

饮食劳役而致两胁痛者，左，补中益气汤加白芍；右，补中加青皮。盖左宜破血，右宜破气。两胁下痛，上穿肋，系气血有火，用药止痛，必因肉桂有行有补乃愈。河间法也。两胁痛，宜行气行血。人参、枳实、白芍、川芎各五钱，共细末。每服二钱，姜汤下。

——《慎斋遗书·卷之九·胁痛》

#### 4. 其他证治

凡内伤胁痛不止，生香油一杯，生蜜一杯，和匀服，一二次即愈。或饮冷水而致胁痛者，用干姜、肉桂，但温而不散，必用补中益气汤加附子，其痛即止。

——《慎斋遗书·卷之九·胁痛》

## （十二）积聚

### 提要：

《慎斋遗书·卷之八·积聚》，论及积聚的病因病机和辨证施治，并载有治疗积聚的2则医案。**要点**：癥者，有形可征，腹中坚硬，按之应手；瘕者，假气以成，中虽坚而或聚或散，无常定位，故其病尚未及癥。燥则脾健而消散，湿则脾困而积聚，血不流而滞，则血内凝而癥。能消血块痰积，可治癥瘕。凡积不可用下药，徒损真气，病亦不去，只宜消积，使之融化则积消，积去宜补之。消积之法，三棱汤、延胡丸、保安丸、无忧散、鳖甲汤等，俱可选用。

### 医案：

#### 案例1

一女心口有积如伏梁。人参、陈皮各五分，苡仁七分，茯苓一钱，草蔻三分，每发，一二服即止。

——《慎斋遗书·卷之八·积聚》

#### 案例2

一人年二十，腹中积聚，所服皆破血之药，脾胃已伤；不得已用理脾化气之法，人参，白术、神曲各五分，茯苓七分，陈皮四分，砂仁三分，不拘时服。

——《慎斋遗书·卷之八·积聚》

**医论：**

**1. 积聚癥瘕证治鉴别**

积聚癥瘕。癥者，有形可征，腹中坚硬，按之应手；瘕者，假气以成，中虽坚而或聚或散，无常定位，故其病尚未及癥。夫燥则脾健而消散，湿则脾困而积聚，血不流而滞，则血内凝而癥，用醋煮海石、三棱、蓬术、桃仁、红花、五灵脂、香附之类为丸，白术汤下。或曰瓦垄子，能消血块痰积，可治癥瘕。

**2. 消积之法及治疗禁忌**

凡积不可用下药，徒损真气，病亦不去，只宜消积，使之融化则积消矣，积去宜补之。消积之法，三棱汤、延胡丸、保安丸、无忧散、鳖甲汤等，俱可选用。

**3. 治积聚（癥瘕）方药**

**三棱汤：**三棱（二两）白术（一两）归身、莪术（各五钱）槟榔、木香（各三钱），共末，白汤调下三、四钱。**延胡丸：**延胡索 青皮（去白）陈皮（去白）木香 当归 雄黄 生姜 三棱（各一两），酒曲糊丸，生姜汤下。或加槟榔、黄芪。**保安丸：**炮姜（三钱）大黄（三两，蒸焙）附子（五钱，制）鳖甲（一两，醋炙），醋糊丸，米饮下二十丸，积如血肉腐下。**无忧散：**黄芪、木通、桑皮、陈皮（各一两）胡椒、白术、木香（各五钱）白牵牛（四两，取头末），共末，每服二钱，生姜汤下。快利后，白粥补之。**鳖甲汤：**鳖甲（醋炙）、三棱、大腹皮、白芍、归身、柴胡、生地（各一两）肉桂、生姜（各三钱）木香，空心服之。**丸方（治伏梁）：**厚朴 人参 枳壳 半夏 山

栀 白术 神曲，丸服。**又方（治肥气）**：青皮 苍术，丸服。**煎方（治息贲、喘嗽）**：半夏、吴萸（各一钱）桑皮、葶苈（各二钱）人参，煎服。**又方（治奔豚）**：干葛 甘草（各一钱）白芍 归身 川芎（各钱半）黄芩（一钱），煎服。**又丸方（治诸积）**：白牵牛（四两）槟榔（一两）三棱（五枚）莪术、茵陈（各五钱），醋糊丸。**贴积块方**：甘草 芫花 海藻，共末，醋调敷块上。

——《慎斋遗书·卷之八·积聚》

## （十三）痞块

**提要**：

《慎斋遗书·卷之八·痞块》和《医家秘奥·慎斋三书·卷之三·积块》，论及痞块的病因病机和辨证施治，并载有治疗痞块的 8 则医案。**要点**：痞块属肝积，为肝经湿热之气聚而成，治宜地黄汤兼泻湿热。

**医案**：

**案例 1**

一妇因丧子忧虑，饮食不思，有块在软肚内。用四君子加陈皮、肉桂、归身、沉香、半夏；丸用茯苓、白术四、五两，藏猪肚内，煮烂，沉香为衣，久服痊愈。

——《慎斋遗书·卷之八·痞块》

**案例 2**

一妇素善怒，左胁下有块，身肥大，经将行，先一二日且吐且下。此肝木乘脾，脾虚生痰，不生血也。善怒胁块，肝气亢也；吐下者，脾气虚也；身肥则多痰，痰盛则中焦多湿；每经行时气血流通，冲动脾湿，且吐且下也。久而不治，必变中满。宜理脾燥湿。白术一两、半夏五钱、生姜七钱、沉香二钱，共末，白糖和服。

——《慎斋遗书·卷之八·痞块》

**案例 3**

一人左胁有块，右关脉豁大。用乌药一两，附子五钱制之。将乌药日磨二三分，酒送下；俟积行动，乃以补中益气汤加附子服之，丸用六味丸。

——《慎斋遗书·卷之八·痞块》

**案例 4**

一人左乳下有一块，此肾虚水不上升，肝火无制，郁而为块也。宜滋肾丸治之，知母、黄柏以滋肾，肉桂以平肝也。

——《慎斋遗书·卷之八·痞块》

**案例 5**

一人小腹左边有块，宜戊己丸治之。白术补脾，白芍、肉桂以平肝。服之痊愈。

——《慎斋遗书·卷之八·痞块》

**案例 6**

一人当胸有一块，遇心有所用，即火动上燎其面，时吐痰，脉缓而有力，右手浮大。盖胸为肺室，面属阳明。有块不宽，肺火郁也；火燎其面，大肠火炽也；脉浮大，火脉也。实则泻之，宜养血以制之。四物汤各一钱，肉桂三分煎服。

——《慎斋遗书·卷之八·痞块》

**案例 7**

一人因忧虑发寒热，三月后呕吐，食仓边有一块，痛直冲心，胸膈饱，便闭，背胀胁痛。盖思虑则伤脾，寒热者，脾气郁也；呕吐者，脾虚也；块痛、饱胀者，脾不运也；便闭者，脾约不下也。脾不转运，故诸病生焉。方用二陈汤加苏梗、炮姜、吴黄，一服便通。

——《慎斋遗书·卷之八·痞块》

### 案例 8

一妇右脐旁有一块，作痛不止，移动不定，大便不通，诸药罔效。左寸尺缓而微有力，关脉沉细；右寸尺似大，关脉沉细无力。此肝心与脾俱弱，木无生发之气，又肾不纳气归原，不可攻痞。用熟地、山药、茯苓各七分，当归、小茴香、人参各五分，沉香末磨二分，服渐愈。

——《医家秘奥·慎斋三书·卷之三·积块》

### 医论：

痞块，肝积也，肝经湿热之气聚而成也。外以大蒜、皂角、阿魏胶敷之，内以地黄汤加车前、木通服之，以泻湿热。

——《慎斋遗书·卷之八·痞块》

## （十四）肿

### 提要：

《慎斋遗书·卷之八·肿》，论及肿证的病因病机和辨证施治，并载有治疗肿证的 4 则医案。**要点**：肿有气肿、水肿、食积停痰之肿，又有阴阳肿，各种不同，治亦有别。气肿，治宜健脾和中。水肿，治宜行气利水；食积停痰肿，治宜消食化痰；阴阳肿，治宜温肾化气，利水消肿。凡肿先从脚下起者，为湿热在下，治宜先温补脾胃，次以补中益气汤和之，后以五苓散利之。先从身上肿者，为湿热在上，宜先利其湿热，口渴加紫苏行气和胃，次治以温补脾胃之法。

### 医案：

#### 案例 1

一人生疮，服败毒散数帖，又水蒸出汗，汗后浮肿，谓药不效。诊之六脉微紧数而无力，乃中气虚也。两足流水，上气喘促，日夜不定。方用六君子加炮姜、吴茱萸，姜水煎。十五帖效，一月愈。

——《慎斋遗书·卷之八·肿》

### 案例 2

一人喘促、腹大、脚肿,六脉沉细。方用炮姜、肉桂、吴茱萸、甘草、五味子、白芍、半夏、枳壳,愈。

——《慎斋遗书·卷之八·肿》

### 案例 3

一妇吐血发肿,腹大发热,不思饮食,似疟非疟,大便溏泄,诸药不效。此脾虚清阳下陷,阳不发越也,脉浮大而缓。用四君子加羌活,三帖而愈。

——《慎斋遗书·卷之八·肿》

### 案例 4

一人六脉豁大,周身浮肿,上气喘促,呼不能吸。此肾虚水泛,气不归元也。八味汤加人参、吴茱萸,十帖效,一月安,调理用肾气丸。

——《慎斋遗书·卷之八·肿》

## 医论:

### 1. 肿有各种不同,治法有别

肿有气肿、水肿、食积停痰之肿,又有阴阳肿各种不同。气肿,四君子合和中散;水肿,胃苓汤;食积停痰肿,癞蛤蟆猪肚丸;阴阳肿,六味丸加牛膝、杜仲、破故、小茴,温而利之。盖此证得之汗、吐、下后,或房劳太过,肾虚所致,故宜温肾而其肿自消也。

### 2. 肿起于脚下身上,治有先后

凡肿先从脚下起者,湿热在下也,宜先温补脾胃五六帖,次以补中益气汤和之,后以五苓散利之。先从身上肿者,湿热在上也,宜先利其湿热一、二帖,口渴加紫苏,次用温补脾胃药。大抵脉浮而无力当汗,五积散;脉沉而无力当温,四君子、和中散。

### 3. 肿之预后及不治之证

脐凸肢浮，生之难，主三月而亡也。口青唇黑，死之易，主三日而亡也。此肿证之不治者也。

### 4. 治肿证方剂

**猪肚丸**：癞蛤蟆（一只），用胡椒一钱，纳口内，猪肚一枚，包缝煮烂丸服。**五积散**：白芷、桔梗、当归（各三钱）陈皮（六钱）川芎、甘草、茯苓、枳壳、半夏（各二钱）麻黄（二钱）肉桂、厚朴（各四钱，姜汁炒）生姜三片）葱头（七枚）。

——《慎斋遗书·卷之八·肿》

## （十五）胀

**提要：**

《慎斋遗书·卷之八·胀》，论及胀证的病因病机和辨证施治，并载有治疗胀证的 11 则医案。**要点：**胀证从脾胃而生，宜治其先天之水火，使火无上炎而釜底得温，则先后两天相生，肾气与胃气相接，自然饮食进而气无凝滞之患，胀亦自消。

**医案：**

**案例 1**

一人少腹青筋胀痛，小便不利，此伤肝也。肝主筋，肝伤则宗筋伤，小便不利矣。少腹，肝之部也；青色，肝之色也。肝既伤，故少腹痛，青色见而胀也。用逍遥散加杜仲以达之。

——《慎斋遗书·卷之八·胀》

**案例 2**

一人喘促、腹胀。盖病在下求之上，病在上求之中。下之胀，肺之弱也。然而，补肺用甘寒，寒则伤脾，不若补脾以生肺金也。肺补得行降令，而下中自平矣。中气一足，邪气自退。故曰下病求上，上病求中。中者，气血之原也。

——《慎斋遗书·卷之八·胀》

### 案例3

昔有一女胀而脉沉。一医用青盐、黄柏、升麻而愈。今有一妇亦胀而脉沉，可例求乎？师曰：不可。前证因命门火郁，使肾之真阳不升，心之真阴不降。故用柏以解命门之火，使水中得升其真阳；用盐以润心，使无邪火之炽，而真水得下，水火既济；而复以升麻提其清气；清气一升，浊气自降，而脾肺无内郁之弊，胀证愈矣。盖其本在肾而标在心，故三药奏效捷也。今则本在心而标在肾，沉脉同而标本异矣。须温其心阳为主，而治肾为标。和中丸甚合正治之法也。

——《慎斋遗书·卷之八·胀》

### 案例4

一人腹胀时吐，小便利而大便闭，大便通而小便闭。此中气实故胀，浊阴不降故吐，清阳下陷，填塞下焦，故二便不能齐通。用炮姜三钱温中而健运，升麻一钱五分升于下，吴茱萸一钱降于上。八帖而愈。

——《慎斋遗书·卷之八·胀》

### 案例5

一人腹胀，大便燥结，小便赤涩，口微渴。方用山茱萸、丹皮、茯苓各七分，车前、牛膝各一钱，熟地一钱五分，泽泻三钱。盖脉洪大，服此而安。

——《慎斋遗书·卷之八·胀》

### 案例6

一人六脉沉细而数，中气不足，已成胀证。方用人参七分，黄芪、甘草各五分，苍术八分，升麻、柴胡各三分，陈皮、木香各五分，姜二片，枣三枚。有痰加半夏，腹痛加吴茱萸，小便不利加牛膝，肿加薏苡仁。服此方痊愈甚多。

——《慎斋遗书·卷之八·胀》

### 案例 7

一人单腹胀大，温中为主。人参五分，吴茱萸一分，苍术、白术、炮姜、茯苓各五分，炙甘草二分。腹痛加肉桂，小便滞增炮姜，加神曲。

——《慎斋遗书·卷之八·胀》

### 案例 8

一人呕吐腹胀。用木香三钱，乌药四两，香附、苏叶各二两、甘草一两，为末，滚水调服。

——《慎斋遗书·卷之八·胀》

### 案例 9

一人腹胀满，常常如饱，不欲饮食，食亦无味。吴茱萸汤，用吴萸、厚朴、炮姜各二钱，白术、去白陈皮、川椒各五钱，共末。每服三钱，姜三片，空心煎服。

——《慎斋遗书·卷之八·胀》

### 案例 10

一人胸中刺痛胀满，上苦咳嗽，下苦泻利，用调中散。白术、炮姜、归身、人参、五味子、赤茯苓、甘草各一两，官桂一两五钱，为末。每服三钱，白汤调服。

——《慎斋遗书·卷之八·胀》

### 案例 11

一人多恐而胀。盖其人必常闷而不寡色，色能伤肾，闷能伤心；肾伤则水不升而心火无制，心伤则火不下行而水不温，火上水下而成未济，焉得不病乎？治之之法，温肾平肝，水足以制火而既济矣。乃上病求下之法也。

——《慎斋遗书·卷之八·胀》

**医论：**

胀证从脾胃生，宜治其先天之水火，使火无上炎而釜底得温，则先后两天相生，肾气与胃气相接，自然饮食进而气无凝滞之患，胀自消矣。若仅用温肾扶脾，而金木之气不从其升降之令，则中气郁而不运转矣。故又须疏肝润肺，木升金降，以使天地得行交泰之道而愈可求也。然中宫青胀，真气多断，十活一二之凶证也。必兼和七情乃效，勿轻视之。

——《慎斋遗书·卷之九·胀》

## （十六）肿胀

**提要：**

《医家秘奥·慎斋三书·卷之三·肿胀》，仅载有 9 则治疗肿胀的医案，其中论及肿胀的病因病机和辨证施治。**要点：**脾虚而阳陷于阴，或脾湿而金气不行，或脾虚肝郁，或金水不收等，皆可导致肿胀；治宜益气健脾，或疏肝解郁，或温散水湿等。

**医案：**

**案例 1**

一妇吐血后身悉浮肿，发热，腹大，不思饮食，似疟，便泄，诸药不效，作脾虚阳陷于阴而不发越。用四君子汤加羌活、防风、当归、生姜，三帖而愈。

——《医家秘奥·慎斋三书·卷之三·肿胀》

**案例 2**

一人大便燥结，腹大，肿胀，小便赤涩，口微渴。用山茱萸、山药、丹皮各七分，泽泻二钱，茯苓八分，熟地钱半，车前子、牛膝各一钱，十帖而愈。

——《医家秘奥·慎斋三书·卷之三·肿胀》

**案例3**

一少年中气不足,已成中满,六脉沉细而数。用人参、黄芪,米泔水炒各五分;炙甘草三分、苍术八分、升麻三分;橘红、木香各五分;有痰加半夏,腹痛加吴茱萸半分,小便不利加牛膝一钱,肿加薏仁一钱,腹痛合和中散,渐愈。

——《医家秘奥·慎斋三书·卷之三·肿胀》

**案例4**

一妇四季发喘,喜饮冷水,遍体作胀,胸中饱闷,大便燥结。二年后求治,曰:此非肺实乃肺虚也。用四君子加半夏、五味子、芍药、杏仁、干姜、麻黄、枳壳一服而愈。后复发,亦治以前药而安。

——《医家秘奥·慎斋三书·卷之三·肿胀》

**案例5**

一人病后腹胀,大便燥结。用八味地黄丸加当归、牛膝煎服而愈。

——《医家秘奥·慎斋三书·卷之三·肿胀》

**案例6**

一妇生二胎不育后,身微肿,饮食不思,月月下红水,大小腹痛作胀。用大补气血兼行气不效。后用平胃散加朴硝、枳壳、当归,二服下血块一桶。后大补气血,一月后,红白血水间下不止。复用四君子三帖及参苓白术散而安。此是脾虚不能统也。然此本是血症,用药不效,一用脾胃药即愈,可见诸病断不可忘脾胃。

——《医家秘奥·慎斋三书·卷之三·肿胀》

**案例7**

一妇患中满,服利水消导之药过多,其胀益甚。用人参一钱,苍术、白术各五分，茯苓一钱，陈皮五分，苡仁一钱，益智三分，吴茱萸一分，服愈。

——《医家秘奥·慎斋三书·卷之三·肿胀》

**案例 8**

一人腹胀满，服补中、六君，其胀减十之六七后，误服打积丸，遂致饮食大减，肿胀复甚，脉细数。时当木旺不可治，遂以补中益气汤加干姜、肉桂各五分，附子七分，吴萸一分，姜水煎服，渐愈。

——《医家秘奥·慎斋三书·卷之三·肿胀》

**案例 9**

一人患单腹胀，调治将愈，后因恼怒复胀，口干，身热，食减，膻中近右痛，按之则止。用人参、炮姜、半夏各七分，白术煎苍术拌炒、茯苓各一钱，陈皮、神曲各五分，炙甘草、肉桂各二分，吴茱萸七厘，姜水煎服。

——《医家秘奥·慎斋三书·卷之三·肿胀》

## （十七）头痛

**提要：**

《慎斋遗书·卷之九·头痛》，以及《医家秘奥·慎斋三书·卷之三·头痛》等，均论及头痛的病因病机和辨证施治，并载有治疗头痛的 4 则医案。**要点：**额之上痛属肝，用川芎；两旁痛属胆，用柴胡；脑后痛属少阴，用细辛；正额两眉上痛，属阳明，用白芷。上焦有病，属气虚不能行血，血行而气自生。头痛虽在上焦气分，然气分有病，实由血分致之，故治上宜兼血。

## 医案:

### 案例1

一妇头痛极即晕，六脉按之有余，浮取带涩。此阴中阳虚，汗之即愈。阴中阳，滋润之气也。此气一虚，便有燥火。归身二钱，川芎、荆芥各一钱，枳壳、蔓荆子各五分，防风三分，姜三片，煎服愈。

——《慎斋遗书·卷之九·头痛》

### 案例2

一女十七八岁，两太阳痛起至眉棱，额上尽痛，胃口嘈杂，冷汗自出，经水过期。此风热上壅头目，胃口有热故也。用四物汤各一钱，连翘、荆芥各五分。水煎服而愈。

——《慎斋遗书·卷之九·头痛》

### 案例3

一人头痛引背，早微热，午作寒，右关尺微弱，此血中气滞。用人参、肉桂、当归、香附、陈皮各五分，乌药一分，紫苏叶三分，煎服愈。

——《医家秘奥·慎斋三书·卷之三·头痛》

### 案例4

一女人右半边头痛，发热，目痛，小便白浊，脐中水出，饮食减少，此脾阴不足也。用白术以苍术水炒二钱，人参七分酒炒，黄连、陈皮各五分，炙甘草三分，吴茱萸一分，姜水煎服愈。

——《医家秘奥·慎斋三书·卷之三·头痛》

## 医论:

### 1. 根据病位施治

额之上痛属肝，用川芎；两旁痛属胆，用柴胡；脑后痛属少阴，用细辛；正额两眉上痛，属阳明，用白芷。上焦有病，气虚不能行血，血行而气自生。上焦气分反行血，如头疼、胸痛多属血滞，实因气虚不能行血，故不用参、芪补气，而用芎、归、紫苏之类也。下焦有病，气滞而血无所化，行气而血自生。下焦血分反行气，盖血从气生；气不达下，故血不化，宜引气下达，则血自生；如小腹痛，用小茴、吴萸之类也。头痛虽在上焦气分，然气分有病，实由血分致之也，故治上宜兼血。

**2. 辨虚实而施治**

头痛，自汗属气虚，四物汤去生地，加人参，再随经加止痛药；发热属血虚，四物汤主之，亦随经加止痛药。风热宜用血药，不可用寒药，四物汤加羌活、防风、蔓荆子，各对证加止痛之药。偏正头痛夹脑风，用石膏二两，煅研，炙甘草五钱、川芎一两，共末，煎汤服。男妇气盛头痛，及女子产后头痛，川芎、乌药等分，共末，茶清送下。脑风邪气不散，项背脚寒，头痛难忍；麻黄、细辛、干葛、藿香等分末，荆芥、薄荷浸酒，调下二钱。

——《慎斋遗书·卷之九·头痛》

# （十八）头晕

## 提要：

《慎斋遗书·卷之九·头晕》，论及头晕的病因病机和辨证施治，但未载入医案。本节从"头痛"中载入1例。**要点：**头为诸阳之首，头晕属清阳不升。中气虚则脾不运化，以致生痰上逆而头晕者，方用四君子汤加半夏、天麻。五更阳气虚则潜于下，不足于上，所以头晕。肾虚阳无所附而晕者，方用六味汤加人参；血虚火升而晕者，方用芎归芍药汤；气虚而晕者，方用补中益气汤加附子；肝木无制而晕者，方用黄芪建中汤；血虚头晕者，方用归身、白芍、生地、川芎、荆芥、细辛。

## 医案：

### 案例

一妇头痛极即晕，六脉按之有余，浮取带涩。此阴中阳虚，汗之即愈。阴中阳，滋润之气也。此气一虚，便有燥火。归身二钱，川芎、荆芥各一钱，枳壳、蔓荆子各五分，防风三分，姜三片，煎服愈。

——《慎斋遗书·卷之九·头痛》

## 医论：

头为诸阳之首，病患头晕，清阳不升也。头重不能抬起，阳虚不能撑持也。头晕有肾虚而阳无所附者，有血虚火升者，有脾虚生痰者，有寒凉伤其中气，不能升发，故上焦元气虚而晕者，有肺虚肝木无制而晕者。中气虚则脾不运化，以致生痰上逆而头晕者，四君子加半夏、天麻。

五更头晕，阳气不足也。盖阳主动，动则阳气上升，故不晕；五更静极，阳气虚则潜于下，不足于上，所以晕也。肾虚阳无所附而晕，六味汤加人参；血虚火升而晕，芎归芍药汤；脾虚生痰，四君子加半夏、天麻；寒凉伤气，气虚而晕，补中益气加附子；肝木无制而晕，黄芪建中汤；血虚头晕，便燥，归身、白芍、生地各一钱，川芎八分，荆芥七分，细辛一分。

——《慎斋遗书·卷之九·头痛》

# （十九）疟

## 提要：

《慎斋遗书·卷之八·疟》，根据疟病的病因病机及临床表现，将疟病分为正疟、寒疟、温疟、久疟等类型，论述疟病的病因病机和辨证施治，并载有治疗疟病的 2 则医案。**要点**：疟因外感风寒、暑湿，内伤饮食、劳役；或饥饱、色欲过度，以致脾胃不和，痰留中脘，无痰不成疟。凡疟疾初发，寒多热少者，但寒不热者，桂附二陈汤。热多寒少者，但热不寒者，白虎汤加桂枝。如前药不能取效，用六君子加柴胡、黄芩。疟疾俱宜分利和解，柴胡、半夏、黄芩、甘草，虚加人参，有汗加黄芪；温热太重，加五苓散利之。治疟之法，升其阳使不并于阴，则寒已。升其阳者，是散阳中之寒邪。久疟是元气虚寒。气虚则寒，血虚则热，胃虚则恶寒，脾虚则发热，阴火下流则寒热交作。或吐痰不食，战栗泄泻，手足厥冷，皆脾胃虚。补中益气汤加减自愈。久疟三五月或半年不愈者，二陈汤加丁香、人参。

## 医案：

### 案例1

一人疟疾初起，饮酒而睡，睡后即发热，甚至昏愦，至夜方止，小便赤少，间二日一发，先寒后热，呕吐痰涎，不喜饮食，胃口嘈杂，食即欲呕，体瘦手麻，口渴，喜饮热汤。方用柴胡七分，益智五分，甘草三分，人参、桂枝、半夏、茯苓、芡实各一钱，煎服效。

——《慎斋遗书·卷之九·疟》

### 案例2

一人大疟年余，脉大有力，此顽痰在脾也。精神旺则正气行而病愈，精神衰则邪气胜而病作。二陈、小柴胡合而用之。

——《慎斋遗书·卷之九·疟》

## 医论：

### 1. 疟疾的成因与初发证治

夫疟者，因外感风寒暑湿，内伤饮食劳役。或饥饱、色欲过度，以致脾胃不和，痰留中脘，盖无痰不成疟。脾胃属土有信，去来不失其时。若移时或早或晚者，是邪无容地，将自好也。一日一发者，受病浅易治；间日发者，或二日连发住一日者，或间二日者，皆难治。

夫疟气者，并于阳者阳胜，并于阴者阴胜，阳胜则热，阴胜则寒。盖疟者，是伤于暑，热气舍于营，秋遇风及浴，凄沧之寒合于卫。营，阴也；卫，阳也。生于阳者，营中之热邪，上而并于经中之气分也。并于阴者，卫中之寒邪，下而并于经中之血分也。气为阳为热，营中之热邪并之，两热相合故发热；血为阴为寒，卫中之寒邪并之，两寒相合故寒。曰阳胜、阴胜，虽本经之阴阳争胜，是气有以鼓之也。

凡疟疾初发，寒多热少者，但寒不热者，桂附二陈汤。肉桂、丁香、陈皮、半夏、柴胡、黄芩，渴加炮姜，寒加附子。热多寒少者，但热不寒者，白虎汤加桂枝。甘草八分，石膏八钱，知母一钱半，桂枝四分，元米一撮，一二帖必效。如前药不能取效，用六君子加柴胡、黄芩，血虚加当归、白芍。

## 2. 正疟疾的辨证施治

正疟疾多头痛，病退起床，似无病也。……正疟疾作止有时，非若少阳伤寒往来之无定也，小柴胡汤正治之方。无汗求有汗则止，有汗求无汗则愈。得之于冬，邪舍于肾，藏之于心，热萦于肺，太阴也，少气烦冤，手足热而呕，脾也。先寒后热，谓之寒疟；先热后寒，谓之温疟；二者不同，治从乎中，少阳也，渴者燥胜，不渴者湿胜。又经云：夏伤于暑，秋生痎疟。夏暑汗不出者，秋生痎疟。此夏时有伤阳气，以致少阳阳气不舒，皆少阳虚也。四时之疟，当顺其时令，夏气上行，秋气下行。先寒后热，太阳阳明，白虎汤加桂枝。天气上行，宜用下行，不宜泻肺，宜泻相火，头来加川芎，背来加桂枝，腰来加牛膝，脚来加木瓜、苡仁，俱用小柴胡为主，兼五苓散。食伤加青皮、草果；身体作胀无汗，人参败毒散；有汗遍身疼痛，补中益气汤加黄芪。久病补而不愈者，作虚损治之。腰足冷痛，二陈加桂、附；一日一次，传于阴分，宜八珍二陈加柴胡数帖，待传阳易截，不然变劳。久病日日邪热不退，莫过于益气汤加附子，或十全大补汤。腹胀泄泻，莫忘脾胃，宜加四君子汤。

太阳令人腰痛、头重，寒从背起，先寒后热，熇熇暍暍然，热止汗出难已，羌活生地汤、小柴胡加桂枝。阳明令人先寒洒淅，洒淅寒甚，久乃热，热去汗出，见日月光火气乃快，白虎汤加桂枝。少阳令人体解，寒不甚，热不甚，恶见人，见则惕惕然，热多汗出甚，小柴胡汤。凡有表证，作表证治之。太阴令人不乐，好太息，多寒热，汗出，病至乃喜呕，呕出乃衰。四君子汤加陈皮、贝母。少阴令人呕吐甚，多寒热，热多寒少，欲闭户而处，病难医。小柴胡汤加细辛。厥阴令人腰痛，少腹痛满；小便不利，如癃状，非癃也；便数，意恐惧，气不足，腹中悒悒。延胡苦楝汤，苦柏一分，苦楝二分，附子、桂心各二分，熟地一钱，饥服。

### 3. 久疟的辨证施治

久疟是元气虚寒，盖气虚则寒，血虚则热，胃虚则恶寒，脾虚则发热，阴火下流则寒热交作。或吐痰不食，战栗泄泻，手足厥冷，皆脾胃虚也。但补中益气汤加减自愈。久疟无汗，用人参一两，生姜四两，煎服；或丁香一钱，人参三钱，此乃不截之截良方也。血热而疟一月不愈者，何首乌五钱，青皮二钱，水煎，来日先服。虚加人参、何首乌一钱五分，陈皮五分，甘草三分，茯苓一钱，知母一钱，乌梅三枚。久疟胃虚，人参、丁香各二钱，甘草、白术各一钱，煎服。脾虚满闷，不思饮食，吐痰潮热，俱用补中益气汤加附子。小水不利加黄柏，劳疟加鳖甲。

久疟三五月，或半年不愈者，二陈汤加丁香、人参。疟发时独寒无热，脉迟，用附子一枚，盐水煮去皮尖，大枣七枚，煮吃；口臭出血，腹痛，二陈汤加炮姜；疟疾二三月，柴胡恐虚其表，不若用神曲。大抵疟疾气血两虚，宜八珍、十全调理，然二陈前后俱不可缺。疟关脉滑小，柴胡加常山、槟榔、青皮、草果截之；紧加干葛、苏叶，数加黄芩、滑石，迟加附子，不出小柴胡正方加减。久疟呕吐恶心，用人参、陈皮、半夏、丁香四味煎服。用补不效，久而不愈，湿热为害也，宜平胃散。

三日疟一年半年不愈者，用朱砂、元参各一两，苍术、厚朴各四两，常山、草果各一两，酒煮服。小儿不能服药，用黄丹五钱，生矾三钱，胡椒二钱五分，麝香五厘，共末，好醋调敷男左女右手心，绢包手掌，药热自汗而愈。一方可效三人。疟久不止，用枣截之，方用丁香、常山各一两，紫苏二两，全蝎三十，枣百枚，水同煮。人力大者五六枚，弱者三枚，小儿一二枚，临来时嚼服效。疟久成痞，用大蒜捣烂，加麝少许，敷痞上一日见效。内用马料豆一斗，常煎服，或用艾灸章门。

疟有发于夜者，有一二月不愈者，用首乌五钱，青皮二钱，丁香一二钱截之。服之不愈，亦是内伤。人参、白术、茯苓、甘草、陈皮、半夏柴胡（表虚不用）、黄芩、归身（作泄不用）、白芍，嗳气加神曲，口鼻出血加丁香，腹痛加炮姜，煎服。

　　　　　　　　　　　　　——《慎斋遗书·卷之九·疟》

### 4. 治疟疾俱宜分利和解

疟疾俱宜分利和解，柴胡、半夏、黄芩、甘草，虚加人参，有汗加黄芪，温热太重加五苓散利之，骨蒸加知母，服至四五帖必愈。或农夫瘴气发疟，宜常山饮吐之。倘吐而不愈，作内伤施治。**常山饮**：常山、槟榔、知母、贝母，水煎，露一宿，来晨温服。……治疟之法，升其阳使不并于阴，则寒已。升其阳者，是散阳中之寒邪也，柴胡、葛根、羌活之属，为散寒之品也。降其阴，使不并于阳，则热已。降其阴者，是泻营中之热邪也。黄芩、知母、首乌之属，为泻热中之品也。盖并之则病，故分之乃愈也。

### 5. 似疟疾的辨证施治

似疟疾，寒不甚，热不深，亦有寒少而热极轻者，略有头痛，一日一次，不思饮食，口不知味，倦怠无力，自汗身热，身痛作胀，寒热间作而无太过；亦有热极而汗，汗至颈或半身而还者，病退不能起床，哑哝不识，杂病多端，难以尽述，作正疟治之不死变劳，一二三年而愈，祸仍无已。……似疟一日一来，来则身胀要打者，属脾虚不足，六君子汤。食嗳加神曲，血虚加归、芍五分，泻不宜。无汗加柴胡五分，汗多加黄芪七分，吐清痰加五味、肉桂各三分，恶心加炮姜三分，骨蒸加知母七分，姜水煎。似疟非疟，日久不愈，并久痢中气虚弱，用炮姜、附子、白术数十帖，必中气足而后病邪不复，若一二帖效而遂已，病必再发。内伤似疟，一日一次者，用白术五钱，归身三钱，陈皮二钱，乌梅二枚，丁香公母各三粒。虚加人参五钱，冷水一碗，浸一宿，露过清晨，去渣温服。又方：白术五钱，青皮、陈皮各三钱，冷水浸露，来日清晨煎服。

——《慎斋遗书·卷之九·疟》

## （二十）遗精

**提要：**

《慎斋遗书·卷之九·遗精（白浊、沥精、遗尿）》，论及遗精的病因病机和辨证施治，并载有治疗遗精的 2 则医案。**要点：**心藏神，肾藏精，心、肾为精神之根蒂。凡男子思虑过度，则水火不交，快欲恣情而精元失守，尿前尿后凝而澄底，谓之浊。心包络脉贯于心，贼火一动，则盗汗浊精，所以心动者神疲，神游者精散，昼之所思，即夜之所梦。今人涩精，惟知固肾，不知治心；神不归舍，精元无主，则无以自守。心血既亏，相火必旺，所以中焦湿热淫气不清，溢上则为痰涎，降下则为白浊。其原因湿热溷浊，故土燥水浊，土坚水清。治法宜抑火养心、安脾滋肾，则水火相交，其流自清。沥精必分虚实，实者清心利水，虚者滋阴养血，不利水而自安。肾气浊降，当以升提缩泉绝欲，方能拔去病根，否则终身滴沥。凡梦遗起于包络血亏，君不主令，相火代之，湿热下流于小肠者，宜清心养血，不可用寒药。

## 医案：

### 案例1

一人腹中不和，知饱不知饥，胸膈饱闷，脾虚也。常发火喉痛，口唇生疮，牙根作胀，齿缝出血，火在上，上盛也；骨酸不能久立，鸡鸣精自遗，下虚也，上盛下虚。阴精上奉，其人寿。阳精下降，名曰下消。善治不如善养。用补中益气汤散上焦之火，六味汤以实下焦之肾，所以敛火归本也。

——《慎斋遗书·卷之九·遗精（白浊、沥精、遗尿）》

### 案例2

一人鼻左常患臭鸭子气，暂或遗精，肺脉微大，左关无力不清，右尺微细。此阳盛阴虚，肝不纳气故耳。用补中益气汤加辛夷、蔓荆、黄柏。

——《慎斋遗书·卷之九·遗精（白浊、沥精、遗尿）》

## 医论：

### 1. 遗精证治

气血不足，固而遗沥，保元汤加芡实、山药、益智；小便不利加归身、牛膝。凡梦遗起于包络血亏，君不主令，相火代之，湿热下流于小肠，宜清心养血，不可用寒药。宜归脾汤，元参、黄芪，加芡实、莲须、元眼肉为丸。若有用寒凉药过多者，补中益气汤加附子；若用热药过多者，加茯神、远志、黄柏。

虚劳小便精出，口干心烦，枸杞子散、固精丸。虚劳白淫，小便不止，精气不固，安神丸。小腹急痛，便溺失精，出白液，大建中汤。赤白浊，苍术、白术、柴胡、升麻、陈皮、半夏、茯苓、甘草各一钱；一帖后，升麻减七分。男子白浊，女子白带，椒目、白芷各一钱，煎服。**枸杞子散：**杞子、龙骨（各一两），覆盆子、白芍（各七钱半），麦冬（一两半），北味（七钱半）。共末，每服二钱，或温酒，或米汤饮下。**固精丸**（通治遗精、白浊）：鱼胞（炒焦黄色）、归身、沙蒺藜（炒，各一两），蜜丸，白滚汤下。**安神丸：**龙骨（一两）、诃子肉（七枚）、砂仁（五钱），面糊丸，朱砂一两为衣，空心温酒下二三丸。大便闭，葱白汤下。**大建中汤：**黄芪、远志、归身、泽泻（各二两），白芍、人参、甘草、龙骨（各一两），生姜煎服。

### 2. 白浊证治

心藏神，肾藏精；心肾者，精神之根蒂也。凡男子思虑过度，则水火不交，快欲恣情而精元失守，尿前尿后凝面澄底，故曰浊。盖心包络脉贯于心，贼火一动，则盗汗浊精，所以心动者神疲，神游者精散，昼之所思，即夜之所梦也。今人每用牡蛎、螵蛸、菟丝涩精，随止随发，惟知固肾，不知治心，殊不如神不归舍，而精元无主，安能自守哉？心血既亏，相火必旺，所以中焦湿热淫气不清，溢上则为痰涎，降下则为白浊。其原因湿热溷浊，故土燥水浊，土坚水清。治法宜抑火养心，安脾滋肾，则水火相交，其流自清矣。

### 3. 沥精证治

沥精必分虚实，实者清心利水，虚者滋阴养血，不利水而自安。沥证甚则尿血，阴中痛不可忍，宜内以养阴，外以炒盐煎汤洗之，证自愈也。其原尿前行房过则涩，尿后行房过则遗，故有遗尿、沥精之患。盖肾气浊降，当以升提缩泉绝欲，方能拔去病根，否则终身滴沥。遗尿，宜缩泉丸；沥精、白浊，水火分清饮、琥珀散；遗久下陷，玉门不闭，不时漏精，黄芪、人参、甘草、白术、川芎、升麻、当归、远志、地骨皮、杜仲、破故、杞子、莲子，姜水煎服。**缩泉丸：**益智仁（盐炒）、乌药（各四两），共末，山药（六两）打糊丸，空心米饮下七十丸。如房劳伤，加补骨脂四两。**水火厘清饮**：茯苓、芡实、石莲、益智、萆薢、山药（等分），甘草（减半）。尿色赤，加麦冬、泽泻、黄芩；小便数，加乌药、菖蒲。**琥珀散**：琥珀（三钱）、滑石（二两）、甘草（一钱半）、海金砂（五钱），为末，每服二钱，灯心汤下。

——《慎斋遗书·卷之九·遗精（白浊、沥精、遗尿）》

## （二十一）阳痿

**提要：**

《慎斋遗书·卷之九·阳痿》，论及阳痿的病因病机和辨证施治，并载有治疗阳痿的 2 则医案。**要点：**阳痿多属于寒，治宜固精、壮阳、添精，升发阳气，或建中汤以温之。阳痿，少年贫贱人犯之，多属于肝郁气滞，治宜逍遥散舒肝解郁以通之。

**医案：**

**案例 1**

一人素腹痛，遇寒饮食即发，后有阳痿之疾。此阴中阳虚也，宜壮阳，退阴中伏火。肉苁蓉三两，虎骨、熟地、黄芪各二两，杞子五两，菟丝子十二两，人参、鹿茸各一两，黄柏五钱，蜜丸。空心，白汤下五十丸。

——《慎斋遗书·卷之九·阳痿》

**案例 2**

一人二十七八，奇贫，鳏居，郁郁不乐，遂成痿症，终年不举。温补之药不绝而病日甚，火升于头，不可俯。清之、降之皆不效，服建中汤稍安。一日读《本草》，见蒺藜一名旱草，得火气而生，能通人身真阳，解心经之火郁。因用斤余，炒香去刺为末，五日效，月余诸证皆愈。

——《慎斋遗书·卷之九·阳痿》

**医论：**

阳痿多属于寒，锁阳固精，肉苁蓉壮阳，菟丝子添精，杞子升发阳气，或建中汤以温之。阳痿，少年贫贱人犯之，多属于郁。宜逍遥散以通之，再用白蒺藜炒去刺成末，水法丸，以通其阳也。

——《慎斋遗书·卷之九·阳痿》

## （二十二）淋证

**提要：**

《慎斋遗书·卷之九·淋》，论及淋证的病因病机和辨证施治，并载有治疗淋证的 1 则医案。**要点：**淋闭，虚则补其母，清肺气而泻火。热在上焦气分宜利膀胱，热在下焦血分宜滋阴，暑湿而作淋痛宜清暑利湿；淋久则气下陷，下焦虚寒，宜温而升之。凡淋痛者为实，不痛者为虚。实用升麻葛根汤加连翘、木通；虚用补中益气汤。

**医案：**

**案例**

一人患淋而嗽，此脾气不舒，不能升阳，致浊火下行，而肺气不能受脾土之润，故又兼嗽也。用陈皮、白术、当归、白芍、茯苓、柴胡、升麻，则淋或反甚而后可止也。盖苓、术起脾，柴、升提清，清气初升，则浊阴愈降，故初必反甚，久则清尽升而浊尽消矣。

——《慎斋遗书·卷之九·淋》

**医论：**

淋闭，虚则补其母，清肺气而泻火。渴而大便闭，小便赤，热在上焦气分，宜利膀胱，清心莲子饮；不渴而闭，热在下焦血分，宜滋阴，四物汤加黄柏、知母。无阳则阴无以生，无阴则阳无以化。血虚气滞，下焦热也，滋肾丸空心送下百丸，前阴必下异物为验。因房劳腰肾如坐水中，用补中益气加附子。久病不愈，益智、小茴、滑石煎服。

暑湿而作淋痛者，车前、滑石、木通、栀子各二钱，桂心三分，灯心煎服。淋证因房劳过度，宜温肾，八珍汤加茯神、杜仲、杞子各一钱。如阴囊冰冷者，补中益气汤加附子。淋久则气下陷，囊冷则下焦虚寒，故温而升之也。

沙淋，小水不得出，用猪尿胞一枚，口头入小竹管，内将口气吹满，用绳扎紧尿胞，插在尿孔内，解去所扎绳，将所吹气挤送在内，其尿自出无滞。石淋，用土牛膝一握，煎汤，入麝香半分、乳香三分服。凡淋痛者为实，不痛者为虚。实用升麻葛根汤加连翘、木通；虚用补中益气汤。血淋，用车前叶煎汤；石淋，用琉璃，研末酒下，有效。

——《慎斋遗书·卷之九·淋》

## （二十三）小便不通

**提要：**

《慎斋遗书·卷之九·小便不通》，论及小便不通的病因病机和辨证施治，并载有治疗小便不通的5则医案。**要点：** 小便以气化为主，膀胱为州都，津液气化所出。如闭而渴，则热伤上焦气分，宜理肺气之化；闭而不渴，则热伤下焦血分；中有湿热，亦不渴而闭。

**医案：**

**案例 1**

一人大哭之后，小便不利而小腹痛。此乃悲哀伤肺，肺乃津液之化原，膀胱乃津液之腑；化原伤，膀胱津液亦枯，故命火为患，小便不利而痛也。以甘寒保肺生津之药调之。

——《慎斋遗书·卷之九·小便不通》

**案例 2**

一人小便不通，渐成中满，腹坚大如石，腿胀出黄水，双睛突出，昼夜不睡，饮食不能进。盖无阳则阴不长，无阴则阳不化。用滋肾丸。少时前阴火烧，便如泉涌而肿消。

——《慎斋遗书·卷之九·小便不通》

**案例 3**

一人年老，因入房忍而不泄，小便不利，诸药不效。此肾虚气滞血凝也，用土牛膝捣汁，酒服二碗。小便出物长三寸，长六寸者二虫，遂愈。

——《慎斋遗书·卷之九·小便不通》

**案例 4**

一人小便不通，诸药不效。用吴萸、牛膝二味煎服，即通。

——《慎斋遗书·卷之九·小便不通》

**案例 5**

一人心思过度，房劳不节，小便涩痛，心脉浮散，左尺涩如刀割。此心移热于小肠，以致肾水枯涸，成阴虚火动也。用人参五钱，山药三两，茯苓、生地、枣仁各二两，元肉丸，空心白汤送下。

——《慎斋遗书·卷之九·小便不通》

**医论：**

小便以气化为主，盖膀胱为州都，津液气化所出也。如闭而渴，则热伤上焦气分，宜理肺气之化，生脉散加桔梗；闭而不渴，则热伤下焦血分，滋肾丸。中有湿热，亦不渴而闭，五苓散。小便不利腹胀，火在下焦也，血化为水，必成中满，用细辛升少阴肾水，以降其火，然而佐以利下药，其胀自消。

——《慎斋遗书·卷之九·小便不通》

## （二十四）二便不通

**提要：**

《慎斋遗书·卷之九》，论及二便不通的病因病机和辨证施治，并载有治疗二便不通的 3 则医案。**要点：**肾司二便，二便不通则肾水竭，水竭则火燥。老人便燥多由于此。

**医案：**

**案例 1**

一人厥阴肿痛，小腹作胀，医用承气下之，又用五苓利之，遂大小便不通。予诊之，病在厥阴，真寒证也。误用下利，阴盛格阳，大便空者，小便利。用干姜、肉桂、枳壳各一钱，升、柴各五分，吴萸三分，煎服，大便行；又用升麻、甘草梢各三分，吴萸二分，干葛、赤芍、炮姜、肉桂、槟榔、木通各一钱，小便通而愈。

——《慎斋遗书·卷之九·二便不通》

**案例 2**

一人大便十日一解，小便短少，面上发癣。此阳气下陷，下焦化燥火也。用补中益气汤倍归身，加红花、丹皮、黑栀子，升阳润燥，清下焦之热而愈。

——《慎斋遗书·卷之九·二便不通》

**案例 3**

一妇前阴肿痛，上攻小腹，肚痛作胀。医以为实热，用大承气下之不愈，小便又不通，以五苓散利之，二便皆闭。脉弦迟无力，知其病在厥阴，真阴寒之症也，因用药之过，乃阴盛阳虚所致。欲利小便，必先通其大便。遂以肉桂、干姜各一钱，吴萸三分，升、柴各五分，煎服，大便遂通。后以升麻五分，葛根、赤芍、干姜、肉桂、槟榔、木通各一钱，吴萸三分，小便通而愈。

——《医家秘奥·慎斋三书·卷之三·大小便不通》

**医论：**

北方黑色入通于肾，开窍于二阴。二阴，大小便也，故肾司二便。二便不通，则肾水竭，水竭则火燥。老人便燥多由于此。

——《慎斋遗书·卷之九·二便不通》

## （二十五）虚损

**提要：**

《慎斋遗书·卷之七·虚损》和《医家秘奥·慎斋三书·卷之三·虚损》，论及虚损的病因病机和辨证施治，并载有治疗虚损的 13 则医案。**要点：** 虚损由内伤而起，先因饮食不节，劳役所伤，房欲所损。病初起与外感相似，但外感头痛、发热、恶寒，其脉浮紧有力，治宜汗解；从表入里，脉洪大，大便燥，治宜通利之。内伤亦头痛，痛而不盛，发热恶寒，其脉紧数无力，宜补中益气汤加羌活、防风；此不表之表，不可表之太过。虚损一证，凡由上损下、由下损上，最要一关，皆在脾胃。脾胃一伤，便不可救；脾胃不伤，虽百病杂出，不过阴火为患。故杂证不必顾，久近亦不论，生死凶吉，只视脾、胃二经。凡虚损之病，命门火旺，肾水不足，阳明化燥火，肝气与胃气相联，胃火旺，故肝火亦旺；木燥土干，心火炎上，金无养，水无生，五火交炽之时，若脉带缓，是胃气未绝，犹可调理，用四君加山药，引入脾经，单补脾阴，再随所兼之证而用之，俟脾之气旺，旺则上能生金，金转能生水，水升而火自降矣，此合三之治法也。虚损久病，皆是伤脾，脾伤则肺先受之，肺病则不能管摄一身，脾病则四肢不能为用，当养胃气。胃非善食之谓，要有生发之气，以养万物生化之原也。养者，保元气为主，以温佐之也。纵有变证，只从脾胃治法，保元兼温脾血药。虽有杂证，火旺不必治火，有痰不必治痰，宜参苓白术散，随证加减。

## 医案：

**案例1**

一女人吐血发热，热甚而喘，用生脉散热更甚，脉或大或小，或浮或数，或弦或涩，变易不常，知其脾阴虚而脉失信也。脉者，血之府，脾统血，血枯故变易不常耳。用保元汤加五味子、山药、杞子、白茯苓，人参重用至五钱，二帖而效，二十帖而愈。

——《慎斋遗书·卷之七·虚损》

**案例2**

一人平素劳碌恼怒，常患遍身筋抽痛，或时小腹痛，转潮热二三月。察其脉，六部俱微、短、数，两尺脉俱微短，此肺虚而肾水将竭故也，宜保肺生肾，凉血退火。用人参四两、黄芪四两、炙甘草一两、生地二两，先用水三大碗煎至一碗，又用水二碗煎大半碗，又用水一碗煎半碗，去渣，熬膏，白糖收贮，每清晨嚼化。

——《医家秘奥·慎斋三书·卷之三·虚损》

**案例3**

一人脉左寸弦，按之洪大有力，关大按下无力；右寸无力，脾脉细数，尺部三焦浮大，肾脉不起。且平时先按三焦脉，则脾脉洪大。此三焦火起，脾有湿热，心包络少血，胆气外泄而寒。用归脾汤则胆气敛，而三焦之火不起，用参苓白术散，则补脾利湿而细数可去矣。

——《医家秘奥·慎斋三书·卷之三·虚损》

**案例4**

一人因劳碌费心，饮食不节，致当脐而痛，痛则大便溏泄，或午前泻，或午后泻，此脾土虚，肾水犯上，寒在肾故也。宜温肾，则肾水不致泛上；升动胃气，则脾土旺而痛自不作，泻何从来？人参、白芷各五钱，五味、干姜、鹿茸各一两，糯米糊丸，空心白滚汤送下愈。

——《医家秘奥·慎斋三书·卷之三·虚损》

**案例 5**

应枢，左手沉细，右手细数，乃元气不足，倘转浮大，阴虚火动，宜补脾阴之不足。人参、白术、茯神、甘草、山药、黄芪、当归各等份，莲肉、元眼肉各七个，水煎服，三十帖而愈。

——《医家秘奥·慎斋三书·卷之三·虚损》

**案例 6**

一妇患一火症，服降火之药太甚，后胸前热燥甚，时时打扇。脉之，或时调，或时涩，此郁火，宜发，见汗则愈。用保元汤加麦、味、紫苏，加生姜五片，水煎，热服稍可，用保元合升麻葛根汤，服之得汗后，补中加附子愈。

——《医家秘奥·慎斋三书·卷之三·虚损》

**案例 7**

内子发热食减，诊左三脉，洪数，按则虚，脾脉紧数。女得男脉为有余，举而按虚，热在表也；脾脉紧数，中气不足。先用补中益气汤，次以十全大补汤愈。

——《医家秘奥·慎斋三书·卷之三·虚损》

**案例 8**

一人右胁痛引背，口干舌燥，上身发热，腰以下俱冷，右关尺不起。此血虚，气无所附，宜用温药行动其气，使气有所归，水升火自降矣。用干姜、肉桂各五分，当归八分，吴茱萸半分，盐水煮煎服。上身热退，下体温暖，阳气渐回，但食难消化，此元气未复耳。理脾胃为主，养血次之，胃气一转，诸病自愈。用参、苓、归、术各一钱，姜、桂各五分，炒神曲六分，陈皮四分，炙甘草二分，渐愈。

——《医家秘奥·慎斋三书·卷之三·虚损》

#### 案例 9

一妇面上一热，即遍身燥热，而汗随之，日夜六七次，百治不愈。细思之，《经》曰"面热者是足阳明病"（《灵枢·邪气藏府病形第四》），此脾阴不足而胃有余也。以山药为君，归、芍、地黄为臣，以补脾阴不足；用石膏、生甘草以泻胃火；黄芪、麦冬、五味以固腠理；加竹叶以去烦热，二剂而愈。

——《医家秘奥·慎斋三书·卷之三·虚损》

#### 案例 10

一妇人身大热，两眼火出，口干舌燥，手按地，脚入水盘中，亲疏不避，服黄连解毒汤一二剂愈甚。察其脉，豁大而无力，知其病在心之脾胃虚也，且有淫行，心气耗散，必非凉药所能愈。遂用白术一钱、干姜一两炒黑、人参三钱。其不用甘草者，生则恐泻心气，炙则恐缓中，而脾胃中邪火不得出也。三味煎服，不逾时，引被自盖，战汗出而愈。

——《医家秘奥·慎斋三书·卷之三·虚损》

#### 案例 11

宜兴汤拙齐夫人，先因惊起，调理少愈，生一子。在辛丑年后复受惊，仍前跌倒，胎至七月遂坠。壬辰年从京回，途中辛苦又惊，前病复发，头脑痛如针刺，从背至肩膊皆痛，且睡卧不安。一医作风痰治，增胸满、耳聋、眼涩。又易医以凉药清之，且泄泻、恶心、终夜不睡、少食。诊其脉，六部俱浮数有力，左关微细，右寸不起。思之，浮数有力，表实火郁，宜发；按至中之下遂不见，宜补阳中之阴；微细，胃无生发之意，肺受气于脾，隐而不见，肺无所禀受；不睡易惊，心火乘脾，胃气上逆，此必劳役伤脾，思虑伤心，脾胃亏损，中气虚寒，所谓君不得令，相火妄动者非欤。按法宜用补中益气加附子、六味地黄丸，但阳气陷下已久，况所用药非寒凉即辛散，是阳气亏而又亏者也，骤用参、芪，则阴火焰焰之势不可当。先用清上补下之剂，待水升火降，然后依法调治。六味加黑干姜四分、紫苏五分、干葛七分、赤芍四分、甘草五分、细辛一分、吴萸七粒，姜水煎服十余剂，病减十之六七，但恶心劳碌不得改，用六君加减痊愈。

——《医家秘奥·慎斋三书·卷之三·虚损》

**案例 12**

一男子年五十，色欲过度，咳嗽吐血，脉虚而无力。医以贝母等药清肺；六味丸加紫河车补肾，遂致肌肤消瘦。又一医以河车、人参、天麦门冬熬膏，日饮三五大杯，后以参、芪带消痰行气药服之，病虽少愈，而喘满不能行动，但饮食不减。至春咳嗽又甚，知其肾之脾胃虚也。谓从后来者为虚邪，湿热在肺胃之间，久久不治必变中满，宜保定肺气，使母令子实。用人参二钱、白芍一钱、五味子三分、干姜炒七分、肉桂五分、炙甘草五分，水煎，热服，呷一口，少顷又进一口，庶药不至下行，服三十帖痊愈。

——《医家秘奥·慎斋三书·卷之三·虚损》

**案例 13**

一人素泄泻，诊之心脉微洪，肾肝脉俱虚。单治泄泻，恐有土克水之患，用白芷三钱升动胃气；五味子五钱、人参五钱，补肺而生胃水也。白术三两、山药三两、甘草七钱、莲肉一两、白芍一两五钱，脾土健，泄泻止，而水土平矣，共为末，糊丸，每服五十丸，米汤下，愈。

——《医家秘奥·慎斋三书·卷之三·虚损》

## 医论：

### 1. 虚损之最要一关，皆在脾胃

虚损一证，或从上而损下，如金衰卫弱而多外感之来，则气伤而肺损，肺损则不能制木，木邪乘土，土又不能生金，而水益枯火益旺；此由上而下，故有毛落、喉哑等证。斯时若遽用六味、七味，则脾益伤而病益重矣，当以四君、保元加减。或从下而损上，如因情欲抑郁所致，则精伤而损肾，肾损则木枯而生火；此由下而上，故有足痿、口干、寒热等证。斯时若遽投四君、保元补中，则多滞而火起，病益增矣。当用六味、金匮等方，而后以保元、白术散调之；然白术、白茯苓泄阴伤水，亦当慎用。凡由上损下、由下损上，最要一关，皆在脾胃。脾胃一伤，便不可救；脾胃不伤，虽百病杂出，不过阴火为患。故杂证不必顾，久近亦不论，生死凶吉，只视脾、胃二经也。

——《慎斋遗书·卷之七·虚损》

### 2. 虚损之病机及"合三之治法"

凡虚损之病，命门火旺，肾水不足，阳明化燥火，肝气与胃气相联，胃火旺，故肝火亦旺，木燥土干，心火炎上，金无养，水无生；五火交炽之时，若用黄柏、知母滋阴降火，是犹干锅炼红，倾以一杯之水，激助火势，立地碎裂矣！甚可畏也。若脉带缓，是胃气未绝，犹可调理，用四君加山药，引入脾经，单补脾阴，再随所兼之证而用之，俟脾之气旺，旺则上能生金，金转能生水，水升而火自降矣，此合三之治法也。若脉见短数、紧数、细数者，断不可治。

火与元气势不两立，一胜则一负。盖元气藏于二肾之中，静则为水，动则化而为火。肾者，肝之母也，元气足则肝子以承乎心主，神明出焉，为化为育而生生不息。若房劳辛苦之人，七情六欲损伤元气，心神失养，相火亢烈，亢烈之火不能生土，则脾土有伤矣。脾伤则金气不足，不能平肝木，木转以克土，则后天伤；金气不足，则水无从以生，而先天伤；二天俱伤，则不能转相滋养，五脏失其生成之职，相火不期燃而燃矣。水竭无以制之则死。其中亦有可救者，胃气不绝，用药力以养脾胃，生脉散加黄芪，兼滋生之药佐之，或保元汤加减。但见潮热，宜补中益气汤专用；火炽，宜升阳散火汤发之。若不治其脾，则五六相煽，不可治矣！

——《慎斋遗书·卷之七·虚损》

### 3. 治病不愈，必寻到脾胃之中，方无误

若虚而不泻，宜血分中补气，保元汤加滋降之药。若作泻困热，宜气分中补血，保元、四君加白芍、炒松花。如自汗乃阳虚，宜加附子。胸中火烁，痛如刀割，用四圣丸，痛愈则止。久泻伤肾，用保元兼四神丸；或腹胀，和中散合补中益气汤。脉见平和而病不愈，药力未至也，不可更换；倘脉见细数、紧紧，皆邪脉变异；若兼呕吐，不祥之兆也。又口失滋味，不思饮食，不可看作胃绝，是胃有虚火，当滋生元阴之气；若用燥药，以火投火，而心失其所养，则上无以益下，下无以奉上，五脏空燥，反用燥药，不死而何？盖万物赖脾以生，脾气一伤，则九窍不通，诸病生焉。治病不愈，必寻到脾胃之中，方无误也。

虚损久病，皆是伤脾，脾伤则肺先受之，肺病则不能管摄一身，脾病则四肢不能为用，当养胃气。胃非善食之谓，要有生发之气，以养万物生化之原也。养者，保元气为主，以温佐之也。火旺者，乃血虚也，十全大补汤，再随证加减用之。但前从疟、痢、吐泻而来，纵有变证，只从脾胃治法，保元兼温脾血药。虽有杂证，火旺不必治火，有痰不必治痰，宜参苓白术散，随证加减。吐加炮姜；腰腹痛加益智、吴茱萸少许，腹中痛胀亦宜；嗳气加神曲。盖久病心火为主，火为养命之原也。又凡病急者缓治，攻则离散。书曰：大毒治病，十去二三，中毒治病，十去其五，无毒治病，十去八九，余以饮食谷味养之也。

　　虚损由内伤而起，先因饮食不节，劳役所伤，房欲所损。病初起与外感相似，但外感头痛、发热、恶寒，其脉浮紧有力，治宜汗解；从表入里，脉洪大，大便燥，治宜通利之。内伤亦头痛，痛而不盛，发热恶寒，其脉紧数无力，宜补中益气汤加羌活、防风，不表之表。若表之太过，汗至颈而还，一日一次，似疟又似痢；若作疟、痢治之，发热更加，有似伤寒矣。但伤寒脉洪大有力，内伤脉豁大似洪而无力；若用清凉汗下，大伤脾胃，必致肺脏亦亏，又增咳嗽、吐痰、吐血等证；又作阴虚火动治之，则脾胃更伤。杂证多端，潮热似疟，皆因脾虚不统故也。

　　火盛脾阴不足，血枯之证，滋阴不宜，救阴可也。阴从阳生，阳从阴长。用人参、白术、莲心、五味子、白茯苓、甘草，恶心加炮姜，不思饮食加砂仁，胸中气滞加陈皮（泄泻者不宜），汗多加黄芪，恶寒加肉桂（吐血者不宜）。若泄泻而诸药不效。胃虚难以受药，用陈腊肉骨灰、锅心饭焦各三钱，炒松花一钱，米糊丸，人参看轻重虚实，用以煎汤，送下六、七十丸。此法治人多效。

　　　　　　　　　　　　　　　　　——《慎斋遗书·卷之九·虚损》

## （二十六）劳伤

**提要：**

　　《慎斋遗书·卷之七·劳伤》论及劳伤的病因病机和辨证施治，并载有治疗劳伤的2则医案。**要点：**劳病有似虚损，然虚损起于脾，劳病起于肾。二者见证各异，治法迥别。虚损，蒸蒸发热，自汗，其热按皮肤间即甚热，不能饮食而肥，脉豁大，重按无力不清；劳病骨蒸，按皮肤不热，按至筋骨乃热，食多而瘦，脉紧数。虚损，潮热多起于内伤，治宜补中益气汤、十全大补汤、四君子汤、八珍汤、参苓白术散、理中汤之类；大忌补阴药。劳病，阴虚火动，多起于伤风，有似疟状；宜六味汤、八珍汤加黄柏、知母；痰嗽加麦冬、天冬、贝母、紫菀，随证加减，切忌香燥药。

**医案:**

**案例1**

一人无大病，但举体不通泰，六脉弦滞。曰：此从心之郁热不通，又兼力劳、色劳故也。心郁则神失，力劳则气伤，色劳则精害；神失则火去，气伤则多滞，精害则水衰。若不能多药，先以橘红、麦冬服几日，再加五味子服之。再将大体常思则心不郁，将小力运动则气滞通，远色凝神则精自足，如此不但却病，且可长生。

——《慎斋遗书·卷之七·劳伤》

**案例2**

一人病劳半年，虚而欲脱，此证参不可无，亦不可骤用。盖虚极而力不能胜也，只好用五味子七粒以敛其虚，麦冬五分以清其肺，枸杞子八分以滋其肾，山药一钱以助其脾阴，不得重剂，不得顿服，须徐徐呷下，俟神气稍安始可加参。

——《慎斋遗书·卷之七·劳病》

**医论:**

**1. 虚损与劳病之别**

劳病有似虚损，然虚损起于脾，劳病起于肾。虚损蒸蒸发热，自汗，其热按皮肤间即甚热，不能饮食而肥，脉豁大，重按无力不清；劳病骨蒸，按皮肤不热，按至筋骨乃热，食多而瘦，脉紧数。虚损潮热多起于内伤，宜补中益气汤、十全大补汤、四君子汤、八珍汤、参苓白术散、理中汤之类，丸药亦以此等方调理，大忌补阴药，故虚损而转泄泻，脉短数者不治矣；劳病阴虚火动，多起于伤风，有似疟状，宜六味汤、八珍汤加黄柏、知母，痰嗽加麦冬、天冬、贝母、紫菀，随证加减，切忌香燥药。故劳病阴虚火动而转喉痛，脉细数者不治矣。见证各异，治法迥别。劳病定无泄泻、多汗之证，必身热、便燥、口干，四物汤加黄柏、知母，以退骨蒸劳热。阴虚火动，然亦不得已用之，如久服，多患泄泻、喘促而亡。阴虚火动，生地、丹皮、便制黄柏、杞子、五味子、牛膝、白茯苓，可煎可丸。

## 2. 劳伤的辨证施治

劳证退热，青蒿十斤，取自然汁，熬一分，加猪胆汁七分，熬膏，入甘草末为丸，米饮下。虚劳欲火，梨汁一斤，胡桃肉一斤研，牙茶五两，生地六钱，当归末六钱，熬至滴水成珠，入鸡子清一枚，盛瓷器内，封口勿令出气，冷水浸去火毒，每日清晨服一匙。劳证脏腑虚损，身体消瘦、潮热，建中汤大能生气血、退虚热。前胡、细辛、当归、白芍、人参、橘红、桂心、麦冬、黄芪、白茯苓、炙甘草（各一钱），半夏（七分），生姜（三片），大枣（二枚）。不拘时服。

**地仙散**　治骨蒸肌热，虚劳烦躁。地骨皮、防风（各一两），薄荷（一钱五分），甘草（二钱五分）。为细末，食前生姜、竹叶汤，服三钱。

**参芪散**　治咳嗽吐痰，声哑，潮热盗汗。人参、柴胡、五味子、杏仁、防风、羌活、款冬花、桑皮（各五分），白茯苓、黄芪、紫菀、归身、川芎、半夏、贝母、枳壳、秦艽、桔梗、甘草（各八分），鳖甲（三钱），生姜，大枣。水煎服。

**阿胶丸**　治劳证，咳血吐血。阿胶、生地黄、白茯苓、侧柏、山药、苏叶（各一两），柏子仁、麦冬、人参、防风（各五分）。蜜丸，弹子大，每服一丸，食后细嚼，煎苏梗汤下。

**清骨散**　治男女五心烦热，欲成劳证。柴胡、生地黄、熟地黄、人参、赤茯苓、防风、秦艽、薄荷、胡黄连，水煎。

**麦冬汤**　治心中烦热，惟欲露体，以衣被覆之即闷，惊悸心怯，面无颜色，忘前失后，妇人患血风气者多成此证，乃是心蒸之状。青蒿（一小握），葱白（一寸长，七根），蓝叶（七片），苦楝根（七寸）。童便一升半，煎取一半，去渣，入安息香、苏合香、阿胶各一钱，朱砂、雄黄、雷丸、枯矾、硫黄各五分，槟榔末一钱五分，麝香五分。五更初空心进一服，五更五点进一服。午时前后取出，净桶盛，急入油铫内煮，仍倾盖虫罐内，扎口埋之深山。

**五枝散** 取传尸劳虫。桃枝、李枝、梅枝、桑枝、榴枝（各三寸长，七茎取末），通草、穿山甲（炒）、全蝎（炒，各一两），沉香（八钱五分），木香、槟榔、灯草（各五钱），红花（二钱五分）。甘草煎胶为丸，每服三四十丸，空心温酒下。

**加减黄芪建中汤** 治男、妇五劳七伤，骨蒸。黄芪（一两二钱），秦艽、防风、北柴胡、归身、白芍药、熟地黄、地骨皮、肉豆蔻（煨）、炙甘草、砂仁、槟榔（各五钱），猪苓（四钱），桔梗、白茯苓、白术（各三钱），人参（一钱五分）。为粗末，每服三钱，水一钟，煎七分，不拘时服。老人，黄芪加重一两。

**再仙丹** 治劳证，黄瘦虚损，诸药不效者。大小茴香（盐水炒，各二两），麦冬、茯神、地骨皮、防风（各二两），远志、人参、龙齿、羚羊角、炙甘草、石膏（各三两），紫石英（一两）。咀片，每三钱，枣一枚，水一钟半，煎七分，食前温服，未差再服，以差为度。甚益心力，曾经吐血，服之有效。

**桑椹膏** 治骨蒸。桑椹不拘多少，取汁入苍术内共熬，去苍术渣成膏。如肾气虚加枸杞子四两研末，肺虚加人参末一两。

——《慎斋遗书·卷之七·劳伤》

# （二十七）吐血

**提要：**

《慎斋遗书·卷之七·吐血》和《医家秘奥·慎斋三书·卷之三·吐血》，论及吐血的病因病机和辨证施治，并载有治疗吐血的9则医案。要点：血证属火，五脏六腑皆出血之路，吐血亦属火邪所迫，至后则虚矣！治吐血，用药一概寒凉，则胃气渐损，生发之气渐衰；血以气为主，血无气养，血不归络，累发之而累寒之，自然成阴虚火动之证。血热火动，滋阴可愈；血热火越，滋阴求愈则不能矣。四物汤治血之有余，不治血之不足。血虚则无气，血虚发热，气虚生寒，血后寒热往来，是气血两虚，宜用东垣甘温除大热之法。阴从阳生，所以人参、黄芪能补其生化之原。若见自汗咳嗽，乃肺虚。血脱益气，古圣之言，虽有杂证，亦末治之。血药治血之有余，不治血之不足；寒剂治火之有余，不治火之不足。吐血概用滋阴清火，则胃失生发之气，脾肺先绝，血无从何生，必至于死矣！治血初起，以苦甘寒药散火凉血为君，辛凉开郁利气为臣，升清药俾复其位为佐使，久则以酸涩止塞其源，用甘温药收补于后，如此未有不愈者。以上为治血之要略。血证药味各有专司，川芎血中气药，性味辛散，通肝经而行血滞于气；地黄血中血药，通肾经，性味甘寒，能滋真阴；当归分三治，性味辛温，全用活血，血各归经；白芍为阴分药，通脾经，性味酸寒，能凉血，治血虚腹痛；人参补血虚，阳旺则生阴血。辅佐之属，若桃仁、红花、苏木、血竭、丹皮，血滞所宜；蒲黄、阿胶、地榆、百草霜、棕灰，血崩所宜；乳香、没药、五灵脂，血痛所宜；苁蓉、锁阳、牛膝、杞子、益母草、夏枯草、龟板，血虚所宜；乳酪血液之物，血燥所宜；炮姜、肉桂，血寒所宜；生地、苦参，血热所宜。此为"正法之大略"。

## 医案：

### 案例 1

石埭陈友，年三十五岁，性嗜酒色，忽患吐血，一日三五次，不思饮食，每日只吃粥一碗，滚酒能饮数杯，次日清晨再吃粥，前粥尽行吐出，吐后反腹胀，时时作酸割痛，昼夜不眠，吃滚酒数杯略好，来日亦如此，近七月矣，医人俱言不可治，并无论及积血者。予诊之，六脉虚数，此证吐后宜宽反胀，吃滚酒略可，此积血之证也。盖酒是邪阳，色亦邪阳，邪阳胜则正阳衰；又兼怒气伤肝，肝不纳血，思虑伤脾；脾不统血，中气受伤，血不归络，积血中焦无疑。宜吐宜利，但脾胃大虚，不使阳气升发，阴寒何由而消？先用六君汤，白术、苍术制之，加丁香温胃，草蔻治中脘痛，三十余帖；再用良姜一两，百年陈壁土四两同煮；待土化切片，陈皮去白，草蔻、人参、白术、茯苓、甘草、胡椒、丁香各五钱，细辛四钱，共末，空心清盐酒送下二钱。此药功在扶阳，积血阴寒凝结，得阳旺而阴自化。服药后血从下行者吉，如血从上吐，约六七碗，胸中闷乱，手足逆冷，不省人事，急煎人参五钱、炮姜八分，服之遂静。定后胸中闷乱，脐下火起而昏，用茯苓补心汤一帖而安，又用六味加人参、炮姜而痊。

——《慎斋遗书·卷之七·吐血》

**案例 2**

一人咳嗽吐血，用人参、花粉为末，蜜水调服而愈。

——《慎斋遗书·卷之七·吐血》

**案例 3**

一女白带、吐血，子午潮热，口干，脉弦。此肝木大旺，脾之真元被木所夺也。清肺则木平，补脾则中气固，六味加人参、炮姜而愈。

——《慎斋遗书·卷之七·吐血》

**案例 4**

一人痰中见血，脉大有力，肺部更甚，此证肺失下降之令也。肺不降者，中官为浊气郁结，而阴火横行耳。补中益气汤加麦冬、五味子，使中气清而肺令行，自然木沉火降而安矣。

——《慎斋遗书·卷之七·吐血》

## 案例 5

一人久痔后，咳嗽连声不绝，吐血，泄泻，潮热，不思饮食，脉数无力。用保元汤四五服，虽效而咳嗽不止，用补中益气汤加附子，服十数帖而痊。

　　　　　　　　　　　　　　——《医家秘奥·慎斋三书·卷之三·吐血》

## 案例 6

一妇吐痰带血，微热不食，后加腹痛，痰稠臭不可闻，脉微数无力。用四君子加陈皮、当归、干姜各一钱、附子二钱，煎服愈。痰之本在肾，无脾虚痰从何来？

　　　　　　　　　　　　　　——《医家秘奥·慎斋三书·卷之三·吐血》

## 案例 7

一妇因色欲过度，患咳嗽，吐血，脉虚无力，喘满不能行动，春咳嗽愈甚，此肾之脾胃虚也。从后来者为虚邪，湿热在脾肺之中，不治必变中满，宜保定肺气，使母令子实，病自愈矣。用人参二钱，白芍一钱，干姜微炒七分，肉桂、甘草各五分，五味子三分，热服；饮一口，少顷又进一口，使药不至下行，服十数帖而愈。

　　　　　　　　　　　　　　——《医家秘奥·慎斋三书·卷之三·吐血》

## 案例 8

一士人吐血不止，众治罔效。曰：此有血条如指大在咽膈间，故血吐不止。用四物倍丹皮，肉桂用八钱，水煎服下，即吐血条，长尺许而愈。

　　　　　　　　　　　　　　——《医家秘奥·慎斋三书·卷之三·吐血》

## 案例 9

一人咳嗽吐血，日有碗余，众治不效。用血导血归法，而血止。以八物汤加炒黑干姜、五味子，十数剂而咳嗽亦安。

　　　　　　　　　　　　　　——《医家秘奥·慎斋三书·卷之三·吐血》

## 医论：

### 1. 治血证之要略

血证属火无二议，五脏六腑皆出血之路，所以吐者火也，至后则虚矣！用药一概寒凉，则胃气渐损，生发之气渐衰，血以气为主，血无气养，血不归络，累发之而累寒之，自然成阴虚火动之证。脾、肺二络有损，咳嗽、喘促、泄泻，理必然也。血热火动，滋阴可愈；血热火越，滋阴求愈则不能矣。不见天之大雨，是滋阴也，反击动其火，草木皆焚，滋阴补阴，何以别之！四物汤治血之有余，不治血之不足。若论不足，男女之血皆不足也。血虚则无气，血虚发热，气虚生寒，血后寒热往来，是气血两虚，宜用东垣甘温除大热之法。阴从阳生，所以人参、黄芪能补其生化之源也。若见自汗咳嗽，乃肺虚也。血脱益气，古圣之言，虽有杂证，亦末治之。盖血药治血之有余，不治血之不足；寒剂治火之有余，不治火之不足。吐血概用滋阴清火，则胃失生发之气，脾肺先绝，血从何生？必至于死矣！

失血证，皆见芤脉，随其上下以察所出。凡失血者，脉贵沉细，若脉浮大则难治，豁大无力尚可延；短数、细数、紧数、豁大有力皆为不祥。

治血初起，以苦甘寒药散火凉血为君，辛凉开郁利气为臣，升清药俾复其位为佐使，久则以酸涩止塞其源，用甘温药收补于后，如此未有不愈者。（王肯山曰：治血之要略备矣。）

### 2. 吐血的辨证施治

凡咳嗽吐血有汗，用茯苓补心汤，或潮热咳嗽，八珍汤加陈皮、贝母、五味子，以泻胸中之痰。老痰是热，宜贝母、花粉；清痰是虚，宜人参、白术。

吐血之证，或七情所伤，或咳嗽日久，或因伤寒表里不清，渐传而至，心气耗散，不能藏血，五心烦热，咳嗽吐血，及妇人怀孕，恶心呕吐，皆用茯苓补心汤。此方治血后气逆上涌，胸膈饱闷，咽嗌不利，虚火上炎，服三四帖则止，发则再服，盖火郁宜发之也。渴甚加麦冬、五味子。

凡病先防胃伤，宜六味丸、八珍汤加减。寒药不可，热亦不宜。血怕气滞，滞则生发之气反郁而成火。

血来鲜红属热，淡色属虚。血色青淡，参汤磨服犀角、羚羊角。阳气上升，其血必能下降。倘气不升上，血必不复下。可见气有生血之妙，血无益气之功也。

去左胁下积血，乌药二分，枳壳三分，磨服；脉不短数，尚可迁延。吐血血不归经，用炮姜温暖中气，使血归经。炮姜入脾、肺二经，脾统血，肺主气，气行血行也。

吐血，先血病而后吐泻者，无忘其吐泻，四君子加归、芍之类；先吐泻而后血病者，无忘其血病，四君子加山栀、川连之类。吐血宜行血、凉血、和血、补血，茯苓补心汤、六味汤，或四物汤加炮姜，八珍汤加陈皮、贝母、麦冬、五味子。血病必从血治，此为正法。

吐血久而不愈者，肾虚不纳气故也。杂病久而不愈者，脾虚不能统血故也。故血病宜求之肾，杂病宜求之脾。

吐血因阳胜阴虚，故血不得下行，乘炎上之势而出。大法补阴抑火，使复其位。山栀只清胃脘之血，桃仁承气治气壅火塞而吐紫血者，然非治血之正法也。先吐血后见痰嗽，皆是阴虚火动，气不得下降也；先痰嗽后见红者，是痰积热壅，火炎吐血也。以炮姜末、童便调服，或天一丸。盖壮水之主，以制阳光也。**天一丸：** 黄柏、知母（俱童便炒）、生地、丹皮、杞子、五味子、牛膝、茯苓，蜜丸。

### 3. 血证药味各有专司

血证药味各有专司。川芎，血中气药，性味辛散，通肝经而行血滞于气也；地黄，血中血药，通肾经，性味甘寒，能治真阴；当归分三治，性味辛温，全用活血，血各归经；白芍，阴分药也，通脾经，性味酸寒，能凉血，治血虚腹痛也；人参补血虚，阳旺则生阴血也。辅佐之属，若桃仁、红花、苏木、血竭、丹皮，血滞所宜；蒲黄、阿胶、地榆、百草霜、棕灰，血崩所宜；乳香、没药、五灵脂，血痛所宜；苁蓉、锁阳、牛膝、杞子、益母草、夏枯草、龟板，血虚所宜；乳酪血液之物，血燥所宜；炮姜、肉桂，血寒所宜；生地、苦参，血热所宜。此正法之大略也。

——《慎斋遗书·卷之七·吐血》

## （二十八）衄血

**提要：**

《慎斋遗书·卷之七·衄血》，论及衄血的病因病机和辨证施治。**要点：**鼻血，属阳明热证。阳明经夹鼻，热甚故血上行；治宜清之。寒凉泻火之有余，不能泻火之不足，若五脏无病，只肾虚火动，应用寒凉，滋阴降火；若脾虚下陷，阴火上升，复用寒凉，则无根之火愈炽，必喉痛咽哑，危亡立至。

**医论：**

**1. 鼻血为阳明热证，治宜清之**

鼻血，阳明热证也。阳明经夹鼻，热甚故血上行也。治宜清之。鼻血涌出，诸药不止，生地、薄荷、藕节、柏叶、茅根各一钱，生姜五钱，捣汁一碗，磨京墨服。

**2. 血来盈盆色淡者，治宜温阳**

血来盈盆色淡者，此药不效，须用大附子便制五钱，水煎一钟，加姜汁半杯、童便一杯服。

**3. 衄血宜安神、降气、清热或外治**

衄血，安神丸二、三次不止，用沉香末二钱、山栀末五钱酒服。衄血不止，用驴屎烧存性，研末吹鼻立止。

### 4. 表气热甚，血出于表之窍

太阳伤寒，血出于鼻者，盖太阳主表，肺主皮毛，亦属表，鼻为肺窍，表气热甚，故其血出于表之窍。

### 5. 寒凉泻火之有余，不能泻火之不足

寒凉泻火之有余，不能泻火之不足。若五脏无病，只肾虚火动，应用寒凉，滋阴降火；若脾虚下陷，阴火上升，复用寒凉，则无根之火愈炽，而喉痛咽哑之病作矣，危亡其能免乎？

——《慎斋遗书·卷之七·衄血》

## （二十九）尿血

**提要：**

《慎斋遗书·卷之七·尿血》，论及尿血的病因病机和辨证施治，并载有治疗尿血的 1 则医案。**要点**：尿血者，精不通行而成血，血不归经而入便。然其原在肾气衰而火旺，治当清肾。清肾之法，补脾益肺以生水则火自平，而精血各归其所。

## 医案：

### 案例

一人尿血，此脾阴不足也，用熟地以补其阴，阴不足则肝木乘脾而土弱；用甘草、白芍泻土中之木，枣仁、远志扶土之母；以通其升降之道，不为邪气所郁；用麦冬、天冬以清肺，盖肺能降，脾自能升也。若陈、半、术、苓香燥之味，有碍乎阴，不宜。

——《慎斋遗书·卷之七·尿血》

## 医论：

尿血者，精不通行而成血，血不归经而入便，然其原在肾气衰而火旺，治当清肾。清肾之法，补脾益肺以生水则火自平，而精血各归其所矣。用

四君加木通、香附，则气理而精旺矣。小便尿血，升麻葛根汤调益元散，上下分消之也。尿血久不愈，阳陷于阴者，补中益气汤。

——《慎斋遗书·卷之七·尿血》

## （三十）肠风

**提要：**

《慎斋遗书·卷之七·肠风》，论及肠风的病因病机和辨证施治，并载有治疗肠风的 3 则医案。**要点：**肠风泄泻，血出于脾，宜浓朴丸。心火乘脾，血出于心，宜归脾汤。因酒湿热，宜黄芩汤加川黄连丸。内伤劳碌，宜补中益气汤加地榆。阴结下血，渐渐至多，腹痛不已，宜地榆汤。久风入中，宜秦艽丸。久患肠风，宜十全大补汤。真肠风，风入中而化火，地榆、槐花为对证之药。肠风下血不止，白芷、乌梅煎服。

**医案：**

**案例 1**

一人患肠风，下血不止，头目眩晕，三四年不愈，皆云不治。予诊脉，左手沉细，右手豁大。此因内伤寒凉太过，致阳不鼓，故左脉沉细；血不归络，火浮于中，故右脉豁大。用补中益气汤十帖，再用荆芥四两、川乌一两，醋面糊丸，空心服愈。

——《慎斋遗书·卷之七·肠风》

**案例 2**

一妇年四十八，八月患痢，所服清凉消导，以致脾胃受伤，血无所统，日下数碗，或住一二日，遇有所触，即下不止，至十月肌肉渐瘦。欲补血而脾胃寒冷，欲引血归经，而血枯待尽。只宜温养中气，阳生阴长，用理中汤一二帖，后以补中益气汤加防风三分、炮姜八分，煎服愈。

——《慎斋遗书·卷之七·肠风》

### 案例 3

一人大便去血盈盆，血来即晕，此饮食劳碌所伤。血脱补气，用人参、炮姜、黄芪各一钱、甘草七分，腹胀加白芍，水煎服。后用补中益气汤调之。

——《慎斋遗书·卷之七·肠风》

### 医论：

肠风泄泻，血出于脾，厚朴丸。心火乘脾，血出于心，归脾汤。因酒湿热，黄芩汤加川黄连丸。内伤劳碌，补中益气汤加地榆。阴结下血，渐渐至多，腹痛不已，地榆汤。久风入中，秦艽丸。久患肠风，十全大补汤。真肠风，风入中而化火也，地榆、槐花对证之药。肠风下血不止，白芷、乌梅二味煎服，以肝藏血，脾统血也。**厚朴丸：**厚朴、生姜（各四两同捣，炒焦黄色），白术、神曲、麦芽（各一两）。共末米糊丸，空心米汤下百丸。兼治五痔下血，永不再发。**地榆汤：**地榆（四两），砂仁（七枚，炒），甘草（三两，半生半炙）。共末，每服五钱，煎服。**秦艽丸：**川芎（二两），白芍（四两），归身（四两），香附（四两醋炒），秦艽（四两），槐花（四两，炒）。蜜丸服。

——《慎斋遗书·卷之七·肠风》

## （三十一）渴

### 提要：

《慎斋遗书·卷之九·渴》，论及渴的病因病机和辨证施治，并载有治疗渴证的医案 2 则。**要点：**口渴者，属胃火。口干不渴，见于夜者，命门相火与心包络火熏于肺，肺少津液而干。上消，百杯而不止渴，属肺热津亏，宜清肺热。中消数食而不充饥，饮多不止渴，属脾阴不足，宜补脾阴。下消，属阴虚火旺，宜清肾火。

**医案：**

**案例 1**

一人思想过度，日饮茶数十杯，精神困倦，嗜卧。此心火乘脾，胃燥而肾无救也，名曰肾消。用黄芪、五味、生地各五分，人参、麦冬、归身各一钱，水煎服。

——《慎斋遗书·卷之九·渴》

**案例 2**

一人平素嗜茶，心思过度，其渴尤甚，更加恶心。脉举之不足，按之两关短数，两尺弱。此因多思，水不升、火不降也。数者，胃气有余。宜补阴中之阳。用人参、白芍、归身各一两，山药、茯苓、熟地、枸杞子各二两，甘草、五味各五钱，枣仁一两五钱，丸服。

——《慎斋遗书·卷之九·渴》

**医论：**

口渴者，系胃火。口干不渴，见于夜者，命门相火与心包络火熏于肺，肺少津液而干也。用黄芪三钱，归身三钱润之，连服必愈。见白虎汤则死。若口干身热，肺燥已甚，生黄芪八钱，归身四钱润之。内伤身热、口干渴，益气加炮姜二钱。口渴多饮，消渴也。黄芪九钱，甘草三钱，煎服。

**1. 上消证治**

上消，百杯而不止渴，宜清肺，麦冬、五味、黄连煎服；条芩、杏仁、瓜蒌、栀子、元参、干姜各三钱，诃子、人参各五钱，丸服。专补脾阴之不足，用参苓白术散米糊丸服。

**2. 中消证治**

中消，数食而不充饥，或下脓浊，赤白如豆渣，病亦难愈。盖食多不饱，饮多不止渴，脾阴不足也。用山药、归身、茯苓、陈皮、甘草、苡仁；

或清脾火，大黄、栀子、石膏、枯芩、连翘、乌梅各二钱，诃子、人参各五钱；或用黄连五分，入猪肚内煮熟食；或川连、白术等分，丸服。

### 3. 下消证治

下消，因色欲而玉茎不萎，宜清肾，黄柏、知母；或黄柏、知母、泽泻、栀子、生地，五味各二钱，诃子、人参各五钱。

——《慎斋遗书·卷之九·渴》

## （三十二）汗证

**提要：**

《慎斋遗书·卷之八·汗》和《医家秘奥·慎斋三书·卷之三·自汗》，论及汗证的病因病机和辨证施治，并载有治疗汗证的 4 则医案。**要点：**自汗属卫不固，恶风自汗，冬月桂枝汤；不止，建中汤；亡阳加附子、白术；表虚，四君散；结胸、心痞满，无大热，半夏茯苓汤；谵语，内热，头汗，承气汤；心下懊忱，头汗，栀子豉汤；半表半里，小柴胡汤。凡病久而不愈，必是气血两虚，自汗热不退，补中益气汤加附子；久久不愈，保元汤加归、芍、麦冬、五味；冷汗自出，黄芪建中汤加姜、附、人参。

**医案：**

**案例 1**

一人自汗足冷，不能行动，尺脉沉大。此脾气下陷也，故肺失养而汗出。足乃脾、肾经行之地，脾阳不舒，肾气亦郁，所以冷也。以起脾养肺为本，温肾为标，用参、芪、山药、补脾阴，固表扶肺，稍加肉桂温之而愈。

——《慎斋遗书·卷之九·汗》

**案例 2**

一人病，每夜头汗至胸而还，此阳不上升故也。地气上为云，天气下为雨，阳升一分则阴降一分；阳升于颠，阴降于足；阴汗不下达，阳气不上升故也。宜补中益气汤加木瓜、黄柏。

——《医家秘奥·慎斋三书·卷之三·自汗》

**案例3**

一人病，痰涎壅盛，汗出不止，此脾虚不能摄痰，而肺失所养，切不可作痰治，只补脾胃为主。用参、术、煨姜各二钱，半夏一钱，煎服愈。

——《医家秘奥·慎斋三书·卷之三·自汗》

**案例4**

一少年汗出三年不愈。用棉花子炒焦，泡汤服；四五日，汗至脚，腿能立，以补中、归脾等汤调养而安。

——《医家秘奥·慎斋三书·卷之三·自汗》

**医论：**

**1. 虚证治疗**

自汗，卫不固也。恶风自汗，冬月桂枝汤；不止，建中汤；亡阳加附子、白术；表虚，四君子加芪、附。……夹寒水谷不分，理中汤；凡病久而不愈，必是气血两虚，自汗热不退，补中益气汤加附子；久久不愈，保元汤加归、芍、麦冬、五味；冷汗自出，黄芪建中汤加姜、附、人参；内热脉洪大，自汗，六黄汤；便燥，自汗，热不退，六味汤加生脉散；脉浮大无力，保元汤加减。

头汗，咳嗽连声或哑，口舌俱碎，久不愈，脾虚也。白术四两，生姜一两半捣，人参八钱，甘草六钱，茯神一两半，五味六钱，煎膏服。身无大热，冷汗自出，保元加附子；泄泻，呕吐，脉微无力，四君加姜、附；精神恍惚，汗出于心，归脾汤；恐而汗出于肾，地黄汤。汗出不止，致成痿证，用小麦炒煎汤服，或棉子仁炒，泡汤服。盗汗，睡中汗出也，棉子仁煎汤服。

### 2. 实证治疗

里实，承气汤；小便不利，汗出津液少，宜下之；汗出而渴，小便难，五苓散；结胸、心痞满，无大热，半夏茯苓汤；谵语，内热，头汗，承气汤；心下懊憹，头汗，栀子豉汤；半表半里，小柴胡汤；实热在内，小便利，大便滴血，轻则犀角汤，重则承气汤；发黄，渴欲饮水，轻则五苓散加茵陈，重则茵陈大黄汤；手足汗，津液旁达，四肢蕴热，燥粪谵语，承气汤。

### 3. 预后转归

汗乃心液，汗多则火起而渴，麦冬煎服。头汗如贯珠者，死；头汗而喘，二便难者，死；冷汗不止者，死。

——《慎斋遗书·卷之八·汗》

## （三十三）痰饮

**提要：**

《慎斋遗书·卷之九·痰饮》，论及痰饮（饮证）的病因病机和辨证施治，并载有治疗饮证的2则医案。要点：痰饮由于脾虚、肾弱者，治宜温之；方用小青龙汤、温肺汤、六君子汤、二陈汤加细辛，皆治饮证之大法。

**医案：**

**案例1**

一妇年六旬，患痰饮，头目疼痛，身热不食，二便俱闭，脉洪大有力，右关略弦。此君主失令，相火横行而伤金，故头目疼痛，木不受制，则肝邪起，脾土受侮，则肺金更弱。须泻火补金，则木自平，火自降，所谓金浮水升，木沉火降也。宜用麦冬、甘草、白芍，清心肺肝之火；苏梗、广皮引阳气下达，使胃无凝滞；茯苓、山药固其脾阴，病可痊也。若云脾恶湿，且有痰饮，麦冬似非所宜，是正不然。盖脾虽恶湿，今之脾病，邪在肝木，清火则木安，木安则土宁，病自己矣。若必用半夏治其饮，燥则火就之，又将奈何？古人云：见痰休治痰。正此法也。

——《慎斋遗书·卷之九·痰饮》

**案例 2**

一人患饮，面目鲜明，六脉弦，两胁痛，身热。先用十枣汤泻之，后以小青龙汤行之，去水六七盆而愈。

——《慎斋遗书·卷之九·痰饮》

**医论：**

凡痰饮涌甚，用六君子汤加干姜，宜多服之。腹痛、身胀加肉桂。痰涌难言，用山楂根、青木香，磨水服。……痰饮由于脾虚、肾弱，若不温之，水何由散？小青龙汤、温肺汤、六君子汤、二陈汤加细辛，皆饮证大法也。

——《慎斋遗书·卷之九·痰饮》

# （三十四）中风

**提要：**

《慎斋遗书·卷之七·中风》，论及中风的病因病机和辨证施治。**要点：**中风得之大病，死多生少。治痰先顺气，气顺痰自利；治风先治血，血行风自灭。中脏者难治，中腑者易治。中风元气不足，保元加附子为主，血虚加补血药，气虚加补气药，痰甚加消痰药，随证加减治之。中风大抵自吐者不治，遗尿不治，脉弦滑洪大者，皆难治。中风后多烦躁，是气虚不生血，心无血养所致。

### 医论：

#### 1. 中风治疗的原则及急症治法

中风得之大病，死多生少。治痰先顺气，气顺痰自利；治风先治血，血行风自灭。中脏者难治，中腑者易治，脉俱来而缓，口开遗尿，手撒发直，目吊喉鼾，肉脱头窜，汗出如珠，皆难治也。卒然不知人事，心虽明而口舌不言，三四月不死；用皂角、生半夏末吹鼻；待其苏后，或半夏末、姜汁灌之，即吐痰涎，舌可动摇。大便不通，用蜜枣下行，其气自生。吐后用独参汤。

#### 2. 中风元气不足证治法

中风元气不足，保元加附子为主，血虚加补血药，气虚加补气药，痰甚加消痰药，随证加减治之，或小续命汤亦可。

#### 3. 中风之预后转归

中风大抵自吐者不治，遗尿不治；脉弦滑洪大者，皆难治也。

中风后多烦躁，是气虚不生血，心无血养故耳。

——《慎斋遗书·卷之七·中风》

### （三十五）似中风

#### 提要：

《慎斋遗书·卷之七·似中风》，论及似中风的病因病机和辨证施治。

**要点：**似中风之证，其类不一。要皆阳气闭塞，浊火冒明所致。盖气行则脉行，脉行则五官正，气滞则脉滞，脉滞则五官歪。故初滞以七气汤之类以理其气，后则随其所滞而平之。必兼肝经之药。因风气通于肝，治风先治肝。

### 医论：

似中风之证，其类不一。要皆阳气闭塞，浊火冒明所致。盖气行则脉行，脉行则五官正；气滞则脉滞，脉滞则五官歪。滞于肝则目邪，滞于心则舌邪，滞于肾则耳邪，滞于肺则鼻邪，滞于脾则口邪。故初滞以七气汤之类以理其气，后则随其所滞而平之。必兼肝经之药。因风气通于肝，治风先治肝也。风者，天之肝气；肝者，人之风脏也。

## （三十六）半身不遂

**提要：**

《慎斋遗书·卷之七·半身不遂》，论及半身不遂的病因病机和辨证施治。**要点：**半身不遂，须分左右，俱用十全大补汤。初起必加羌活、防风三五帖。在左用气中之血药，在右用血中之气药。丸药用补中益气汤加减。其所以不遂者，皆因肝血枯而生风动火；宜养血补血，忌用风药燥之。

**医论：**

半身不遂，须分左右，俱用十全大补汤。初起必加羌活、防风三五帖。在左用气中之血药，在右用血中之气药。大便闭，虽半月十日无妨。如闭血药多于气药，如泻气药多于血药，俱以此汤调理。丸药用补中益气汤加减。半身不遂，左为气中之血。盖左关肝木，为升生之气；肝木生心火，心主血，故曰气中之血也。右为血中之气，盖右关脾土，为生血之源，土生肺金，肺主气，故曰血中之气也。其所以不遂者，皆因肝血枯而生风动火也，宜养血补血，忌用风药燥之。

——《慎斋遗书·卷之七·半身不遂》

## （三十七）腰痛

**提要：**

《慎斋遗书·卷之九·腰痛》，论及腰痛的病因病机和辨证施治。**要点：**凡腰痛夹小腹痛者，阴中之气滞。治宜温阳散寒，行气破滞。腰挫闪，是为气不足，治宜补气。年老精衰腰痛，治宜补肾益精；肾气虚寒腰痛，治宜温补肾阳为主；风湿腰痛，治宜祛风除湿；肾受湿热腰痛，治宜补肾健脾燥湿；跌坠闪挫，气凝血滞腰痛，治宜行气活血化瘀。三仙丹、青娥丸、立安丸，皆可选用。

**医论：**

　　凡腰痛夹小腹痛者，阴中之气滞。用小茴、破故纸，行气破滞。腰挫闪，是为气不足；用黄芪八钱，甘草一钱，水煎服。年老精衰腰痛，用菟丝子一斤，酒煮烂，晒干，冻米一升炒熟，二味末，白糖调服。肾气虚寒而腹痛，用青盐炒杜仲五钱，胡桃肉四钱，大茴三钱，酒三碗，煎一碗服；不饮酒者，止用一碗，煎半碗。腰痛，必用肉桂以开之，川楝子、茴香、破故纸为末，热酒调服。腰痛肾气虚寒，杜仲、补骨脂共为末，将腰子竹刀剖开，入药在内，包煨熟吃。腰痛或酸，当归、延胡、肉桂为末，酒调服。腰痛属虚寒，以暖为主，山药、茯苓、熟地、杜仲、补骨脂、小茴、肉桂、当归，蜜丸服。风湿腰痛，独活、寄生、秦艽、牛膝、茯苓、熟地、白芷、细辛、肉桂、人参、川芎、防风、甘草、归身，水煎服。

　　肾受湿热腰痛，生附子、白术、茯苓、甘草、厚朴、苍术、杜仲、牛膝、干姜、生姜、大枣，煎服。肾经骨痿，不能起床，腰背腿皆痛；草薢、杜仲、菟丝子、肉苁蓉，共末，酒煮腰子捣丸。空心温酒下五十丸。跌坠闪挫，气凝血滞腰痛；庵闾子五钱，乳香、没药各一钱五分，杜仲、骨碎补、威灵仙、肉桂、当归，糊丸，盐汤下。腰痛，三仙丹、青娥丸、立安丸，皆可选用。**三仙丹：**川芎（一两五钱，盐炒），茴香（三两，炒），苍术（二两，葱白同炒）。酒煮，曲糊丸，盐水、酒任下。**青娥丸：**补骨脂（四两，炒），生姜（二两半，炒干），核桃肉（三十枚，研）。蜜丸，盐汤下。**立安丸：**补骨脂、续断、木瓜（各一两），草薢（三两），杜仲、牛膝（各一两）。蜜丸，酒下。治腰痛并脚痛，放用补骨脂、续断、木瓜各一两，萆薢三两，杜仲、牛膝各一两，蜜丸，酒下。

——《慎斋遗书·卷之九·腰痛》

## （三十八）痛风

**提要：**

《慎斋遗书·卷之七·痛风》，论及痛风的病因病机和辨证施治，并载有治疗痛风的 1 则医案。**要点：**痛风有上体风痛、下体痛，治各不同。但痛即有火，若麻木不仁属虚。痛风俱属于火，风淫作痛，风痰作肿，风寒作滞。风湿痛证，古人用独活寄生汤。桑寄生、川独活，乃祛风胜湿之圣药。但寄生不生于桑，则性热，伤血损气。故治风湿痛证，用羌活续断汤亦效。晚蚕砂去上焦风热，左右皆宜用。

**医案：**

**案例**

一人历节风痛，用四物汤加薏苡仁、秦艽、甘草、蚕沙，养血荣筋，效。

——《慎斋遗书·卷之七·痛风》

**医论：**

上体风痛，保元、四物加凉血疏风药；下体痛，保元、四物加牛膝、木瓜、黄柏，或山药、萆薢、苡仁，去川芎。但痛即有火，上加荆芥、防风、生地、黄芩、半夏、熟地。若麻木不仁属虚，小续命汤加减。晚蚕沙去上焦风热，左右皆宜用。痛风俱属于火，风淫作痛，风痰作肿，风寒作滞，风湿痛证。古人用独活寄生汤，今人当用羌活续断汤。盖桑寄生、川独活，乃去风胜湿之圣药也。近时桑寄生，采桃、梅、榆、枫上者代用，不知寄生不生于桑，则性热，伤血损气，故另立方曰羌活续断汤，治之亦效。

——《慎斋遗书·卷之七·痛风》

## （三十九）鹤膝风

### 提要：

《慎斋遗书·卷之七·鹤膝风》，论及鹤膝风的病因病机和辨证施治。**要点**：鹤膝风为风湿热结于膝部所致，热胜则肿，痛甚因风；其病初期以实热为主，后期热盛消肌而形削骨脱。治宜祛风解表，化痰散结，清热解毒，缓急止痛。

### 医论：

鹤膝风，风湿热结于膝也。热胜则肿，肿甚则肌肉消削而膝如鹤也。痛甚因风，宜用后方，或独活寄生汤。**主方**：麻黄、甘草、半夏、栗壳（去筋各二钱），桂枝五分、白芍、防风、荆芥（各一钱），生姜四两，酒二碗煎，露一宿再煎，温服，出汗为度。上通加羌活，下痛加牛膝、苡仁。独活寄生汤（并主痛风），白芍、杜仲、归身、防风、白芷、人参、细辛、桂心、熟地、牛膝、川芎、寄生、甘草（各一两），独活（三两）。姜水煎。

——《慎斋遗书·卷之七·鹤膝风》

## （四十）痿

### 提要：

《慎斋遗书·卷之八·痿》，论及痿证的病因病机和辨证施治，并载有治疗痿证的2则医案。**要点**：痿有风、痿之别。痛则为风，不痛则为痿。痛为实，不痛为虚。人之血气实，而风寒客于经络之间，则邪正交攻而痛作；虚弱则痰火起于手足之内，而正不胜邪，则痿痹作。一散邪，一补虚，治法不同，当慎之又慎。肺伤则不能管摄一身，脾伤则四肢不用。痿证四肢不举，气血不足，风湿注于四肢而成痿。痿证四肢不用，浑身如绳束之状者，因肝气急，脾受木克，土不生金，肺为火邪所制。治补脾清肺。肺清肝平，脾无贼邪而病自愈。

**医案：**

**案例1：**

一人六月遇考，湿浸于下体，遂致腰以下两足痿弱无力。此脾受湿而四肢不用耳。煎用四君子加薏苡仁、芡实；丸用白术八两，茯苓二两，元米半升，入猪肚内蒸熟捣丸，沉香末三钱为衣，白汤送下六七十丸。

——《慎斋遗书·卷之八·痿》

**案例2**

一妇因火起惊吓，遂痰升，遍体疼痛，左半身手足俱软不能动，心中或痛或战，腰疼，口干，头眩，便泄，四肢无力。方用白术、白茯苓、牛膝、川草薢、杜仲（姜汁炒）各一钱，归身、甘草各五分，秦艽七分，姜、枣煎服愈。

——《慎斋遗书·卷之八·痿》

**医论：**

痿有风、痿之别。痛则为风，不痛则为痿。盖痛为实，不痛为虚。人之血气实，而风寒客于经络之间，则邪正交攻而痛作矣；虚弱则痰火起于手足之内，而正不胜邪，痿痹作矣。一散邪，一补虚，治法不同，慎之慎之！腰以下脚膝酸软无力，多属湿热。若大便燥结，四物汤加苍术、黄柏、虎骨、龟板、汉防己之属；脾胃虚，四君子汤加上前药，腹胀用苍术煮白术入药内，或参苓白术散加减亦可；骨髓中热，加知母、杜仲、牛膝；知母、杜仲补脾阴之不足而走骨，得牛膝引退骨髓中邪热，助诸药成功。

五行之中，惟火有二。二肾虽水，而有一火；阳常有余，阴常不足，故曰一水不胜二火；肺金居上，畏火者也；脾土居中，畏水者也。人嗜欲无节，则水失所养，火寡于畏，火性炎上，肺因火热矣；金被火克，木寡于畏，肝木乘脾，脾受木伤矣。肺伤则不能管摄一身，脾伤则四肢不用。

泻南方则肺金清，东方不实，何脾伤之有？补北方则心火降，西方不热，何肺热之有？阳明清润，则宗筋滋，束骨而利关节矣，何痿之有？

痿证四肢不举，气血不足，风湿注于四肢而成痿。用川乌不拘多少，生杵为末，每服二钱；好秔米半碗煮粥，加白糖二匙，啜之。中湿加薏苡仁末二钱，同煮粥吃，甚效。

痿证四肢不用，浑身如绳束之状者，肝气急也，脾受木克，土不生金，肺为火邪所制，宜补脾清肺。肺清肝平，脾无贼邪自愈。丸用白术一斤，白蔻三两，共末，桑椹汁丸。每服五十丸，午前米饮下。忌食面、酒。

——《慎斋遗书·卷之八·痿》

## （四十一）麻木

### 提要：

《慎斋遗书·卷之八·麻木》，论及麻木的病因病机和辨证施治，并载有治疗麻木的3则医案。**要点：**麻木须分左右上下，左因气中之血虚，右因血中之气虚，左右俱麻木，因气血俱虚；上身麻木，因清阳不升；下体脚软麻木至膝者，胃有湿痰死血，妨碍阳气不得下降，故阴气渐逆而上；十指麻木，因脾不运；一指麻木，乃中风之兆。

### 医案：

#### 案例1

一人年三十，身体怯弱，素有劳伤，脚渐麻至膝，昼夜不定。方用八味汤加人参，纳气归肾而愈。

——《慎斋遗书·卷之八·麻木》

#### 案例2

一人右半身无力，麻木，身肥，脉沉细，独脾脉浮。此脾虚而有寒湿痰也。用白术八两，半夏二两五钱，甘草五钱，秦艽三两，薏苡仁一两，生姜四两，米糊丸。

——《慎斋遗书·卷之八·麻木》

**案例 3**

一人独四肢麻木，此脾虚不运，而气血不行于四肢也，不可作风治。方用四君子加陈皮醒脾，桂枝行阳于四肢而愈。

——《慎斋遗书·卷之八·麻木》

**医论：**

麻木须分左右上下，左因气中之血虚，归脾汤；右因血中之气虚，黄芪建中汤；左右俱麻木，十全大补汤；上身麻木，清阳不升也，补中益气汤；下体脚软麻木至膝者，胃有湿痰死血，妨碍阳气不得下降，故阴气渐逆而上也，四物汤加人参、牛膝、薏苡仁，引阳气下降；下身麻木，脉豁大无力，宜八味汤加人参；十指麻木，脾不运也，宜温脾土；一指麻木，中风之兆也，宜养血平肝。

——《慎斋遗书·卷之八·麻木》

# （四十二）体强

**提要：**

《慎斋遗书·卷之八·体强》，论及体强的病因病机和辨证施治，并载有治疗体强的 1 则医案。**要点：**身强一证，阳气闭塞者有之。所因不同，宜随证而施治。不专于虚，亦有实证而阳不得通畅者，疏之则愈，不可用补。属阳虚者，宜补肾温胃；属肝气逆而身强者，宜平肝顺气；因受寒致阳不舒而身强者，宜温中散寒；因多食而脾失健运而身强者，宜消食健脾；因气机不利而厥逆身强者，宜调理气机。

## 医案：

### 案例

一人身热至六七日，医用地黄汤，遂致身体硬强，六脉沉伏，目定口呆，气喘不能吸入。此能呼不能吸，病在中焦实也；中焦实者，脾不运。方用远志、茯神各一钱，附子四分，去白广陈皮六钱，磁石、苏梗各一钱五分，沉香二分，一帖身和，六帖而安。盖脾者为胃行其津液者也，脾不运则胃阳不行于肌肉，肉内无阳，所以强耳！醒其脾则胃阳通而身和矣。

——《慎斋遗书·卷之八·体强》

## 医论：

人身体属阴，其所以和柔者阳气也。阳虚则浑身强硬矣，宜补肾温胃。阳者胃脘之阳，肾者真阳之窟也。若因恼怒而身强，肝气逆也，宜平肝顺气。如因受寒而身强，阳不舒也，宜温中散寒。如因多食而身强，脾不运也，四逆散消食健脾。若因厥而身强，治厥而身强自愈。身强一证，阳气闭塞者有之，所因不同，宜随证而施治。不专于虚，亦有实证而阳不得通畅者，疏之则愈，不可用补也。当以脉辨之。

——《慎斋遗书·卷之八·体强》

# （四十三）身痛

## 提要：

《慎斋遗书·卷之八·身痛》，论及身痛的病因病机和辨证施治，并载有治疗身痛的 3 则医案。**要点**：凡浑身走注疼痛，皆为气滞血凝，有痰勿作痰治，只行气行血，而痛自除。

## 医案：

### 案例 1

一女患虚证五年，右手臂痛二月有余，胁痛、腹痛、腰痛、遍身疼痛，俱牵心痛欲死。疑为气血壅滞，四物汤合和中丸不愈。此肾不纳气也。用山萸、泽泻各五分，丹皮、肉桂、茯苓各七分，山药、人参、附子各一钱，熟地二钱，沉香汁三匙。三帖效，二十帖痊愈。

——《慎斋遗书·卷之八·身痛》

### 案例 2

一女年三十，尝有气痛，走注遍身；后生产之后一日，腹痛不食，遍身俱痛，诸药不效；恶寒发热，诊脉洪大有力。方用沉香、木香、良姜、甘草、延胡、乌药、没药为末，酒服三日愈。

——《慎斋遗书·卷之八·身痛》

### 案例 3

一人周身疼痛，面色淡黄。盖人身四肢十二节，三百六十空窍，全赖阳气流行，阴血濡润，然后运动无滞；阳气一亏，则阴血成痹，或涩，或空，或滞，诸痛生矣。则痛处虽多，而其根则一。一者，脾胃有伤也。脾胃者，气血之源也。只在理脾起胃，而使气血流行，如保元加葛根、山药，或稍用羌活、苏梗以通行之可也。身痛，古人责之肝气实，然肝之实由肺之虚；肺之虚，由脾之亏也。可用温肺汤以补脾肺。

——《慎斋遗书·卷之八·身痛》

### 医论：

凡浑身走注疼痛，皆为气滞血凝，有痰勿作痰治，只行气行血，而痛自除。用人参、甘草补其气，川芎、归身行其血。无汗加麻黄；有汗加肉桂；痛加乌药、香附、木香；胀加羌活；胸膈不宽加苏梗；大便秘多加芎、归；脾胃虚弱加脾胃药。加减虽有不同，无外乎气血，气血周流，痛从何来。如两手脉浮大，气血皆虚，血凝气滞，浑身肿痛者，十全大补汤加羌活、防风，通经活络；倘自汗胀痛，阳气不营于表，表极虚者，补中益气汤加附子；如六脉有力，浑身胀痛，气血凝滞者，定痛散加减，或四制香附散。**定痛散：**紫苏、青皮、乌药、浓朴、藿香、苍术、白芷、赤芍（各八分），肉桂、吴茱萸、小茴（各三分），葱、姜煎，热服。痛在腰，加山药、破故纸、牛膝、芍药各五分；痛在胃脘，加山楂，香附、槟榔、五灵脂各五分；痛在背，加羌活、独活、细辛各五分；痛在胁，加大茴、延胡、草果、升麻各五分。**香附散：**香附（盐酒便醋四分制之）、乌药，共细末，酒下四五分。

——《慎斋遗书·卷之八·身痛》

## （四十四）臂痛

**提要：**

《慎斋遗书·卷之九·臂痛》，论及臂痛的病因病机和辨证施治，并载有治疗痹痛的 3 则医案。**要点：**臂痛之辨证须分经络。内臂细，无力而痛，此属肝肾气虚，风邪客于营卫，气血不得周养于四肢所致。脾病则两臂不举而痛，脾不布胃阳于臂，故痛而不举。

**医案：**

**案例 1**

一妇臂痛无定处。此脾虚不能统摄气血，失其转运，血凝气滞而痛也。用白术、薏苡仁、莲肉、神曲、人参、炙甘草、砂仁、白芍、陈皮，糊丸服。乃不治痛而治脾，不治标而治本也。

——《慎斋遗书·卷之九·臂痛》

**案例 2**

一人素病梦遗，左腿环跳痛，脉浮大而涩，针之而愈。后两臂不举而痛，脉紧而有力。此湿热流于经络也，当先利其湿热，后以大补气血为主。用川芎、当归、白芍、牛膝、虎骨、苍术、黄柏，服时加酒一杯；湿热退，多服人参、炙甘草、黄芪、麦冬、白术、归身、枣仁、杜仲、五味、肉桂、黄柏，煎服，愈。

——《慎斋遗书·卷之九·臂痛》

**案例 3**

一女两臂痛而不举，脉数而虚，用黄芪建中汤加秦艽、山栀。盖脾气虚而血不荣于臂也；脉数者，血虚则火起也。故用建中汤补血，秦艽、山栀清血中之火，所以愈也。

——《慎斋遗书·卷之九·臂痛》

**医论：**

臂痛须分经络。外廉中间属手少阳三焦，外上廉属手阳明大肠，外下廉属手太阳小肠。内廉中间属手厥阴心包络，内上廉属手太阴肺，内下廉属手少阴心。分经施治，无不效也。臂细无力而痛，此肝肾气虚，风邪客于营卫，气血不得周养于四肢也。脾病则两臂不举而痛，脾不布胃阳于臂，故痛而不举。阳升而健布也。

——《慎斋遗书·卷之九·臂痛》

# 二、外科病证

## （一）疬风

**提要：**

《慎斋遗书·卷之七·疬风》，论及疬风的病因病机和辨证施治。**要点：**风为百病之长，而疬风尤为内外两伤。疬风者，乃湿热填塞于脏腑之窍，故为病中最难治之证。因湿属脾，风属肝，病属正气衰而脾因肝害，风湿日横而正气日虚。因而，欲攻而正坏，欲补而邪兴，惟有针法可治。

**医论：**

风为百病之长，而疬风尤为内外两伤。疬风者，俗名大麻风，乃湿热填塞于脏腑之窍，故为病中最难治之证。盖湿属脾，风属肝，正气衰而脾因肝害，风湿日横而正气日虚，欲攻而正坏，欲补而邪兴，惟有针法可治。须在初发时，或于面，或于手足，或于麻木处针之可平。药用蕲蛇、大枫子、川芎、当归之类，亦有愈十中之一二。疬风皮肉溃肿，湿热填于汗孔也。苦参丸主之。**苦参丸**（并治赤白癜风）：苦参（一斤），防风、荆芥、苍耳子、胡麻（各八两），川乌、白芷（各一两半），黑蛇（一条，煮晒）。共为末，酒糊丸，茶酒任下之。又方：苦参（七钱半），苍耳子、牛蒡子、黄柏（酒炒，各二两），黄精、浮萍（各一两），乌蛇（一条）。浸酒服。

————《慎斋遗书·卷之七·疬风》

## （二）疝

**提要：**

《慎斋遗书·卷之九·疝》，论及疝的病因病机和辨证施治，并载有治疗疝病的 1 则医案。**要点：**疝气上逆心腹，痛不可忍，挛急屈伸不得，腹中冷重如石，自汗出，属寒气。

**医案：**

一人伤寒，汗不过腰，肾子胀大，湿热下注于肝经也。用破故纸五分，白术五分，茯苓一钱，泽泻三钱，吴萸五厘，水煎服。

————《慎斋遗书·卷之九·疝》

**医论：**

疝气上逆心腹，痛不可忍，挛急屈伸不得，腹中冷重如石，自汗出，寒气也。用山栀子四钱，附子一钱，盐水煎服。疝气连小腹痛，木香、陈皮各一两，良姜、干姜、诃子皮、赤芍、枳实各五钱，草蔻、黑丑、川芎各三两，共末，白汤下二钱。阴疝引小腹痛，蒺藜、附子、栀子各一两，共末。每服二钱，水煎服。疝偏于左右，名偏肾，用良姜、牡蛎为末，火酒调搽。寒湿疝气，苍术八两（用米泔洗、姜汁、葱汁、人乳、青盐各炒一分），赤茯苓二两，酒炒山栀一两五钱，小茴一两，荔枝核一两，青盐二钱，沉香三钱，元米糊丸，空心盐汤下三十丸。

——《慎斋遗书·卷之九·疝》

## （三）痰核

**提要：**

《慎斋遗书·卷之九·痰核》，载有痰核的病因病机和辨证施治，并载有治疗痰核的 1 则医案。**要点：**痰核即瘰疬，属少阳经郁火所结而成。

**医案：**

王太史咯血痰核，用前胡、桔梗、干葛、半夏、甘草、茯苓、人参、归身、赤芍、生地、苏梗。盖水少则火动，血少则热生，火病血虚，阳生阴长。药十一味，六味所以阳生阴长，五味所以助其生发之气，气血行而痰化也。服十帖，又用米泔炒芪、归各一钱五分，人参、生姜、赤芍、连翘各一钱，前胡、防风、甘草、羌活、枳壳各五分，愈。

——《慎斋遗书·卷之九·痰核》

**医论：**

痰核，即瘰疬也，少阳经郁火所结。方用泽兰叶、花粉、薄荷、山豆根、鳖甲；热甚加三黄，痛加乳香、没药。丸方用硼砂、沉香各五钱，钟乳粉、陈皮、茯苓、白术、鹅管石各一两，石膏四两、贝母三钱，百草霜六钱，薄荷、苏叶各四两，甘草少许。泻加诃子，嗽加款冬，痰加乌梅。共末，白糖丸弹子大。不拘时含化。服此丸十数日，再服酒药，其病愈尽。如先服酒药，后服丸，其核不尽消。酒方：都管草根三四斤，兔耳一枝箭一斤，威灵仙二两，紫花地丁一斤，白果、南星各一斤，陈酒一坛，加火酒二、三两，煮熟，退火七日饮。

——《慎斋遗书·卷之九·痰核》

## （四）肿毒

**提要：**

《慎斋遗书·卷之十·外科》，论及肿毒的病因病机和辨证施治。**要点：** 凡毒，皆血气不足而成；气血凝滞，乃毒之所由发。在初起宜解散，三五日后，当调补气血。若寒凉太过，则胃气受伤，而不可救治。

**医论：**

凡毒，血气不足而成；气血凝滞，毒之所由发也。在初解散，三五日后调补气血。若寒凉太过，则胃气受伤，不可救也。脉洪滑粗散者难愈，微涩迟缓者易瘥。治无名肿毒方：人参（五钱），黄芪（一两），肉桂（二钱），大黄（五钱），麻黄（二钱），水煎服。面为诸阳之会，邪所不容。面上生疮，是邪阳胜，正阳虚也。**治发背、诸般肿毒效方：**大黄（三两），贝母、连翘、白芷（各一两）。为末，每服三钱，陈酒送下，以醉为度。

——《慎斋遗书·卷之十·外科》

# 三、妇人病证

《慎斋遗书·卷之十·妇人杂证》，论及经水病、血崩症、带下病、胎前病、难产、产后病等妇科疾病的主要治疗，以及某些杂证的遣方用药经验。

## （一）经水病

**提要：**

《慎斋遗书·卷之十·妇人杂证·经水》和《医家秘奥·慎斋三书·卷之三·经水》，论及经水病的病因病机和辨证施治，并载有治疗经水病的 4 则医案。**要点：** 经行腹痛，愈痛而经愈多。至于痛死者，系火之搏击。宜行血散火，令脾能统血。然不兼之以破，则火不散，血无由而止。理脾则血能统，散火则血可止。用黄芩、芍药敛血；归身、川芎、白术、茯苓，理脾益血；益母草破气中血，延胡索行血中气；香附开郁热，虚则加人参。理脾则血能统，散火则血可止。气滞加砂仁、木香，勿用生地、熟地。调理经水，莫过八珍汤加益母、香附、延胡。

### 医案：

#### 案例 1

一妇下午寒热，气撑腹痛，恶心，盗汗，经不通行，医人作血枯治之。予诊之，乃立案曰：此非血枯也。若枯而经不行，其人岂能久存耶？不过血滞耳。发寒热者，血滞不行，阴阳不和，窒塞于肌肤之间也。暮属阴，血亦属阴，下午热，阳气行至于阴分而热也；气撑腹痛，饮食不进者，脾无血养，不能为胃行其津液，而中焦之气塞也；恶心，胃不消食，而邪火上炽也；盗汗，阳气不固，当睡时而逸出也。盖气能行血，阳能生阴，此证因阳气不固以致血滞也。用四君子以治气，气裕而血自行；加首乌、乌药以治血，则血自旺；稍用陈皮醒脾而去滞，自安。

——《慎斋遗书·卷之十·妇人杂证》

#### 案例 2

一妇生子五年，月水停而不来，寒热呕吐，筋骨疼痛，六脉弦，左关、尺更甚。此系肝不藏血而火发中焦，肺被间隔，不得行下降之令，而肾气亦弱不能制火也。盖肝不藏血，血积不行，皆因肾不升而肺不降耳。行气中宜兼行血，肉桂行血之味断不可少。况此证系肾之脾胃虚，若非肉桂以温肾，肾之一阳何由而生？肾不升，肺何由而降？金水不能相通，则三焦之气不得上下，血终淤积而诸病未能安也。

——《慎斋遗书·卷之十·妇人杂证》

**案例 3**

一妇素善怒，左胁下有块，经行时，先一二日，且吐且下。此肝木乘脾，脾虚生痰，不生血耳，宜理脾为主。用白术二两、半夏五钱，水煎，入生姜七钱，共捣烂，焙干，入沉香末二钱，和白汤，时时服之愈。

——《医家秘奥·慎斋三书·卷之三·经水》

**案例 4**

一妇人经行作痛作胀，行后又痛又胀，如是二年矣。大便燥，小腹微痛、微嘈，肝脉弦滑，余皆沉细而缓。弦乃脾土不足，滑乃湿不流也。用参苓白术散加松花、木香，以行其滞而渐愈。

——《医家秘奥·慎斋三书·卷之三·经水》

## 医论：

### 1. 经行诸痛证治

经行腹痛，愈痛而经愈多；至于痛死者，系火之搏击。宜行血散火，令脾能统血；然不兼之以破，则火不散，血无由而止也。用黄芩、芍药，所以敛血；用归身、川芎、白术、茯苓，理脾益血；益母草破气中血，延胡索行血中气；香附开郁热，虚则加人参。盖理脾则血能统，散火则血可止。气滞加砂仁、木香，勿用生地、熟地。调理经水，莫过八珍加益母、香附、延胡。……经水鲜红，筋急胸痛，脊骨强痛，宜柴胡调经汤：炙甘草、归身、葛根各三钱，独活、苍术各一钱，藁本、升麻、羌活各五分，柴胡七分，红花少许，空心服，取微汗。

——《慎斋遗书·卷之十·妇人杂证·经水》

### 2. 月经不通或不调证治

月经不通或不调，活经汤：当归、赤芍、槟榔、白芷、吴萸、小茴、牛膝、丹皮、红花各八分；如不效，加木香、木瓜、半夏、延胡索。

——《慎斋遗书·卷之十·妇人杂证·经水》

### 3. 妇人经水适来潮热证治

逍遥治妇人潮热，惟经水适来则可。其余潮热，阳生阴长之法治之。

——《慎斋遗书·卷之十·妇人杂证·经水》

### 4. 妇人血积证治

妇人血积、血块经闭，莪术、三棱各一两，熟大黄一两，丸如绿豆大，每服一二十丸，白汤下。

——《慎斋遗书·卷之十·妇人杂证·经水》

## （二）血崩症

**提要：**

《慎斋遗书·卷之十·妇人杂证·血崩》，论及血崩的病因病机和辨证施治，并载有治疗血崩的 1 则医案。**要点：**治血崩，血脱宜益气；先以补中益气汤减当归，加炮姜，腰痛加杜仲、续断；后用十全大补汤，稍加血药，微加陈皮开之。凡血崩先多后少者为血热，先少后多者为肾虚；病后见崩，不属于肾而属于脾。

**医案：**

**案例**

一女下血不止，此脾不能统血也。若专治脾，又难见效。盖血既下行，则下焦小肠，膀胱皆不固，而心火为之不宁矣。心不宁则邪火溢于小肠，血不能升而下行矣。下行由膀胱之气不升，而浊气凝滞，故血行于下焦也。宜归脾汤调之。

——《慎斋遗书·卷之十·妇人杂证》

### 医论：

凡血崩，血脱宜益气，先以补中益气汤减当归，加炮姜，腰痛加杜仲、续断；后用十全大补汤，稍加血药，微加陈皮开之。凡血崩先多后少者血热，先少后多者肾虚。盖肾主二便而司开阖也。病后见崩，不属于肾而属于脾，人参、黄芪各七分，甘草五分，白芍一钱，炮姜、五味各四分，熟地八分，煎服。血崩二三七不愈，保元汤加阿胶、续断、杜仲、艾叶，煎服。血崩，黄芪醋炙黑色，熬膏服有效。又香附二两，槐黄四钱，莲子壳（烧存性）三钱，老米糊丸，米汤下。先用山药三钱，为末，酒下，服至五两后，始服丸，极效。血崩昏，蚕砂一两，阿胶一两，伏龙肝五钱，共末，温酒下三钱，以醒为度。血崩后，血积成瘕，威灵仙一两，南星、甘遂、白芥子各五钱，伏龙肝一两，麝香六厘，共末，丸重一钱，朱砂为衣。临时酒化服，三五次即愈。此病痛不可忍也。

——《慎斋遗书·卷之十·妇人杂证·血崩》

## （三）带下病

### 提要：

《慎斋遗书·卷之十·妇人杂证·带下》，论及带下病的病因病机和辨证施治，并载有治疗带下病的1则医案。**要点：**白带属脾肺两虚，宜温肺养脾；宜保元汤温暖肺气，腹中痛加炮姜，胀痛加艾叶、阿胶。赤带，补中益气汤加赤芍、红花；赤白带，治以八味丸补肾。

**医案：**

**案例**

一女人知饥饿，白带时多时少，神思昏倦，头晕，乃痰之为病也。宜大升大举之。白术生用二两，人参、甘草、川芎、砂仁、陈皮各五钱，半夏、白芍、茯苓、当归身各一两，蜜丸。

——《慎斋遗书·卷之十·妇人杂证》

**医论：**

白带，属脾肺两虚，宜温肺养脾。治之不早，必变潮热等证，治之最难。宜保元汤温暖肺气，腹中痛加炮姜，胀痛加艾叶、阿胶。赤带，补中益气汤加赤芍、红花；赤白带八味丸。赤带赤葵花，白带白葵花，为末酒服。热入小肠则赤带，热入大肠则白带，皆肾脉虚也。宜用苦楝子、小茴、归身各五钱，酒糊丸，空心温酒下。

——《慎斋遗书·卷之十·妇人杂证·带下》

# （四）胎前病

**提要：**

周慎斋在《慎斋遗书·卷之十·妇人杂证·胎前》论述了孕妇胎前常见疾病的病因病机和辨证施治，并载有治疗胎前病的 1 则医案。**要点：**胎前但宜行气，用条芩、白术、甘草、紫苏、砂仁。有痰嗳气加陈皮，血虚加归身；胁痛、腹中不和，肝火逆，加白芍或青皮；胎堕加川芎，恶心加白芷，腰痛加杜仲，见血加续断、艾叶一二片，虚加人参；腹痛去条芩，加吴萸；大便不利，重加紫苏；小便不利加泽泻。孕妇安胎，不可用四物汤。四物治血之有余，不治血之不足。大凡因胎而有病，安胎为主；因病而胎不安，宜治病为急。砂仁入脾安胃，其气清凉，最能安胎。孕妇病急，不得已用消痰泄气，宜急不宜缓；急则易散，缓则多滞，滞者气病，反伤胎。

## 医案:

### 案例

一妇远行而归,胎上冲心而痛,坐卧不安。诸医作死胎,用蓖麻、麝香欲下其胎。予诊之,问医何证?曰:两尺脉绝,死胎也。予曰:死胎有辨,如面赤舌青,子死母活;面青舌赤,吐沫者,母死子活;唇口俱青,母子俱死。今面不赤,舌不青,则胎不死;冲心而痛,乃子悬也。用川芎、白芍、归身、紫苏、陈皮各一钱,人参、甘草各五分,生姜三片,葱白七寸,煎服,胎下而安。

——《慎斋遗书·卷之十·妇人杂证》

## 医论:

### 1. 胎前诸病证治

孕妇胎前,但宜行气,条芩、白术、甘草、紫苏、砂仁。有痰嗳气加陈皮,血虚加归身;胁痛、腹中不和,肝火逆,加白芍或青皮;胎堕加川芎三分,恶心加白芷,腰痛加杜仲,见血加续断、艾叶一二片,虚加人参;腹痛去条芩,加吴萸;大便不利,重加紫苏;小便不利加泽泻,疟加柴胡;痢去白术,合黄芩芍药汤,加木香、川连;疟痢并作,去紫苏,加柴胡、木香、黄连。临月滑胎,八珍汤去地黄,加紫苏、条芩、砂仁。胎大加黄杨脑三两茎。盖破血破气,非所以用于滑胎也。

胎前胸膈不宽,腹痛,不思饮食。白术、黄芩、甘草、紫苏、陈皮、砂仁,水煎服。二帖即愈。夹食去黄芩、胃脘痛去白术,加栀子。胎前腰痛,杜仲、续断共末,鹿角胶丸,酒送下。……胎前疟疾,柴胡、半夏、黄芩、甘草、白术、首乌、青皮。疟加人参,吐加藿香。胎前痢疾,加黄芩、白芍、甘草、枳壳、茯苓。胸膈饱闷,加紫苏、陈皮、砂仁;吐血加栀子,潮热去枳壳;痰多不必治痰,增白术;嗽加五味,口干加麦冬;不睡加枣仁，心烦加茯神、元眼肉；癫痫加远志、茯神、枣仁；吐泻，四君子加姜汁、陈皮；头晕，加四物汤。

### 2. 安胎方药宜忌

孕妇安胎，不可用四物汤。以四物治血之有余，不治血之不足也。孕妇恶心呕吐者，苏梗、砂仁、白术加入黄芩芍药汤内。大小便不通，俱宜苏梗。至于外感伤寒疟、痢，宜照常医治。盖妇人重身，有故则无损，毒药无碍也。大凡因胎而有病，安胎为主；因病而胎不安，宜治病为急。所以重身可用毒药也。若脉无力，胎前表证，亦宜用人参，以胎之所赖以安者气也。凡孕妇腹痛，烦躁有热，白术佐条芩；胸膈不宽加砂仁，以砂仁入脾安胃，其气清凉，最能安胎也。倘服砂仁而仍不宽，加紫苏，使宗气开发，胸中自宽也。孕妇病急，不得已用消痰泄气，宜急不宜缓；急则易散，缓则多滞，滞者气病，反伤胎也。

五种安胎，破故、续断、牛膝、川草薢各一钱，木瓜、杜仲各二钱，蜜丸，酒下五六十丸。胎气不和，胸膈胀，紫苏汤送下砂仁末钱许。……孕妇呕吐不食，诸药不愈，用乌药为君，沉香次之，人参、甘草又次之，研为细末，生姜切片约一分许，粘药入口咬烂，去姜渣，咽津液及至丹田。过一时又如前法，三次即愈。孕妇蛤蟆温起，连泻一二日，午前冷汗出，午后寒生则热，不时头晕，腹鸣无奈。此痰与火相攻也，用白术、黄芩、白芍、甘草、砂仁、泽泻。孕妇手足肿，宜安胎调气，用归身、白术、木通、防风、苍术、赤苓、猪苓、桂皮、甘草各八分。

### 3. 孕期病证调治

初孕二月，胎气不和，肚腹膨胀，口吐清水。白术、黄芩、紫苏各一钱，香附、桂皮各二分，甘草、藿香各一分，姜、水煎服。忌生冷。小便不利加赤芍、车前；呕甚加炮姜；脑痛加川芎；潮热加柴胡、前胡。五六月，胎漏下血，小腹紧急。归身、白术、条芩各一钱，人参三分，藿香五分，熟地、柴胡、紫苏各八分，艾叶二十片，姜水煎，温服。七八月肚腹刺痛，小便漏血。黄芩、白术、栀子、甘草、柴胡各八分，人参三分，灯心、姜，水煎。七八月乳肿痛，名哺内吹。

## （五）难产

**提要：**

《慎斋遗书·卷之十·妇人杂证·难产》，论及难产的辨证施治、用药忌宜、生产姿势、产前调理、死胎处置，并载有治疗难产的 1 则医案。**要点：**难产宜静以待之，切忌动手。用当归、白芍、牛膝、人参、五味、黄芩、杏仁、贝母、知母、黄芪各八分，姜、水煎服。

**医案：**

**案例**

一妇胞衣不下，用人参汤送下砂仁末钱许，一日二三次，三四日胞衣烂出，其妇无恙。

——《慎斋遗书·卷之十》

**医论：**

难产宜静以待之，切忌动手。用当归、白芍、牛膝、人参、五味、黄芩、杏仁、贝母、知母、黄芪各八分，姜水煎服。若血水歇，儿得水必动。交骨不开，芎归汤加发一团，龟板一枚。

**难产散：**人参、炮姜、肉桂、水煎。胎逆下，用盐涂脚心，收生妇手略托，令产妇吸气一口而出。又方：用兔骨髓一个，麝香三分，母丁香一粒，乳香三分，共末，丸，阴干，临产酒服一丸。又用鱼胶五钱炒成珠，穿山甲（用背脊）二钱，炒成珠，为末，滚酒下。产妇不可睡倒，用布挂起两胁即产。未产常宜运动，用伏龙肝一两，人参二钱五分，乳香、没药各五分为末。十五岁起用一钱五分，酒调服；二十岁，一钱六分，余一岁加四厘，加多不效。下死胎，伏龙肝一两，甘草汤调服。胞衣不下，醋调纳脐中，内服加味芎归汤。

胎死腹中，交骨不开，或五六日不下，垂危者，用当归、川芎各一两，生男妇头发一握，烧存性，自死龟壳一个，共末。每一两，水煎良久服。不问生死胎，皆下。

## （六）产后病

**提要：**

《慎斋遗书·卷之十·妇人杂证·产后》和《医家秘奥·慎斋三书·卷之三·产后》，论及产后病的病因病机和辨证施治，产后病的治疗思想。包括产后吐泻、腿痛、前后阴脱、遗尿、昏晕、乳不至等。载有治疗产后病的5则医案。**要点：**产后宜大补温暖为主，血脱则益气，温暖则血行。调补气血，理脾而血药次之。杂证多端，不必治也。产后但见吐泻，俱属脾胃。有痰不必理痰，大补温暖则痰自化。妇人分娩，半产漏下，昏冒不醒，瞑目无所知觉。因血暴亡，心去血，神无所养。凡妇人乳不至，系胆虚不足。

**医案：**

**案例1**

一妇三朝即洗浴，六脉浮大数而左更甚，用补中益气汤加防风、羌活，未痊愈。此里虚表实也，改用保元汤加归、芍、炮姜而愈。

——《慎斋遗书·卷之十·产后》

**案例2**

一妇产后二日，血止腹痛，痛而欲按。用人参三钱，同肉桂、炮姜、吴萸煎服，淤血自行而愈。

——《慎斋遗书·卷之十·产后》

**案例 3**

一妇产后受湿，遍身疼痛，众以风药治之，遂致卧床不起，手足渐细。此产后气血虚，而风药愈损其气故也，治宜大补气血。用参、芪各一钱半，炙甘草、肉桂各一钱，当归三钱，防己五分，煎服愈。

——《医家秘奥·慎斋三书·卷之三·产后》

**案例 4**

一产妇，遍身痛不得卧，已经二月，痰多食减，众治不效。以参、归各一两，木香一钱为末，酒煎，分为九次，服之而愈。

——《医家秘奥·慎斋三书·卷之三·产后》

**案例 5**

一妇人产后，小腹以下至两腿，痛不可忍，以绳紧缚两脚于床，略少愈，否则痛极。医以十全、理中俱不效。余询其因，云：孕五月以后，惟好食油煎腊肉。遂悟曰：腊肉味厚，胎一去而血络遂闭。遂用理中汤，分两七钱，重加油煎腊肉四倍同煎，顿服愈。

——《医家秘奥·慎斋三书·卷之三·产后》

## 医论：

### 1. 妇人分娩昏冒为亡血所致

妇人分娩，半产漏下，昏冒不醒，瞑目无所知觉。因血暴亡，心去血，神无所养。心与包络，君相火也，得血则安，亡血则危；火上炽，令人昏冒；火胜其肺，令人不醒。是阴血暴去，不能镇抚也。若用寒凉，是血虚泻气，阴亏泻阳，两伤之也。宜补血生血，心得血养，神不昏矣。红花三分，蔓荆、细辛各五分，生地、熟地各一钱，藁本、川芎各一钱五分，防风、羌活、甘草、当归各二钱，白芍三钱，共末，每服五钱，水煎服。

### 2. 产后宜大补温暖为主

产后宜大补温暖为主，血脱益气，温暖则血行也。调补气血，理脾而血药次之。杂证多端，不必治也。小腹胀，用益母草、肉桂、木香、延胡索，行经作痛亦效。若服丹皮、红花等药，而淤血不止者，只宜温中，中气足而血自下也。产后腹痛，理中汤；恶寒加肉桂、炮姜。肉桂，大热可用，大寒可用。寒热交作，气血两虚也，十全大补汤；虚弱，保元汤加炮姜、肉桂。

### 3. 产后但见腹泻，俱属脾胃

产后但见吐泻，俱属脾胃，一、二月间有病，宜保元、四君加姜、桂；腹胀痛，血不行，加吴萸少许；有痰不必理痰，大补温暖则痰自化。

### 4. 产后其他诸病证治

产后腿痛甚者，四物汤共一两，加羌活、肉桂二钱，煎服。产后前阴脱，宜温中。人参、肉桂、延胡各一钱，炮姜、甘草各八分，血得暖则行；调理，十全大补汤。若作泻后阴脱，保元汤加炮姜。切忌寒凉。遗尿不禁，龙骨、文蛤各一两为末，人参汤服。阴户不闭，十全大补汤加五味敛之。子宫不收，补中益气汤加醋炒白芍、半夏升提之。产后昏晕，不知人事，痰盛。川乌、归身、肉桂、人参煎服，血下自愈。调理，十全大补汤。

### 5. 妇人乳不至系胆虚所致

凡妇人乳不至，系胆虚不足，用通草二钱，穿山甲一钱，木馒头一枚，三味共末，入猪蹄汤内煮烂吃；再不至，加急性五钱必效。

——《慎斋遗书·卷之十·妇人杂证·产后》

# 四、小儿杂症

《慎斋遗书·卷之十·小儿杂症》，论及 7 种小儿杂证。其中，以对发热、吐泻、疟痢、惊疳、痘疹的病因病机和辨证施治，论述较为详细。

## （一）发热

**提要：**

《慎斋遗书·卷之十·小儿杂症·发热》，论及小儿发热的病因病机和辨证施治。**要点：**小儿发热，有大便闭，邪热入里，胃肠燥实所致者；有三焦暑热，津液干枯，大肠夹热所致者；有宿食留滞者，胸腹气机壅滞所致者；有热气燔灼，内热涸燥、闭塞所致者。治宜润肠通便以泻热。小儿身热，泄泻者，治宜健脾益气，或兼以消食化滞；伤寒时气，发热、神昏、窍闭者，治宜辟瘟、解毒、开窍。

**医论：**

大便闭，邪热入里者，胃有燥粪也。三焦暑热者，津液干枯，大肠夹热也。宿食留滞者，腹胀痛闷，胸痞欲吐也。热气燔灼者，内受风热，涸燥闭塞也，宜胶蜜汤。**胶蜜汤：**葱白（三茎）、阿胶、生蜜，煎热去葱，食前服。潮热因暑热，用柴胡（炒黑）、甘草、滑石、灯心、薄荷，水煎服。小儿身热作泻，用四君子加白芷、黄芪服；或加炒松花三分，五味七粒。伤食用草果煨熟去壳，再研炒焦为末，每用半匙，入口以呷之，白汤亦可。伤寒时气，热极发黄，昏乱难言，不省人事，宜紫金锭子。**紫金锭方：**五倍子、雄黄、山慈菇（净肉，各二两），山豆根（一两）。共末，秫米糊和成，石臼内杵千下。每服一钱，薄荷汤下。

## （二）吐泻

**提要：**

《慎斋遗书·卷之十·小儿杂症·吐泻》，论及小儿吐泻的病因病机和辨证施治。包括小儿吐乳、脾胃虚弱、脾虚久泻、伤食泄泻、药伤泄泻等。**要点：**小儿吐泻，属脾土虚弱所致者，治宜参苓白术散。有积，加使君子；

腹不和，加木香。看病表里，加引服之。小儿作泻，日久必致发惊。因久泻脾土虚，不能生金，金衰则木旺，肝气逆而不下，故此。治因惊而久泻者，宜健脾温中，或兼以固涩止泻之法。小儿作泻，服利药太过；因利肾虚而肝火起，胃中燥者。治宜安肾，使肾水足而火不起，兼以安胃消食，则生发之气旺而病愈。

**医论：**

吐乳，用紫苏、甘草、滑石等分，水煎服。夏月泄泻，甘草、滑石、白术，水煎服，入砂糖一匙。吐泻，脾土虚弱者，参苓白术散。有积，加使君子；腹不和，加木香。看病表里，加引服之。小儿作泻，日久必致发惊。盖久泻脾土虚，不能生金，金衰则木旺，肝气逆而不下，惊之所由发也。久泻用豆蔻一枚，切开，入麝香五厘在内合定，面裹煨熟，为末服。又方：白芷、炮姜为末，蜜丸纳脐中，油纸盖，热鞋底熨即止。又用柿饼熟吃立止。又方：五倍子为末，醋调纳脐。又方：生姜四两，香油四两，炼丹二两，熬膏，贴脐。皆效。小儿过食水果面食，腹胀身瘦，善食，遍身水肿，泄泻脓血，用锅焦二分，马豆一分，为末，久服痊愈。小儿作泻，服利药太过，致浑身热甚，喜卧冷地。盖因利肾虚而肝火起，胃中燥也。用松花炒黑一钱以安肾，肾水足而火不起；红曲炒一钱，安胃消食，则生发之气旺而病愈矣。

## （三）疟痢

**提要：**

《慎斋遗书·卷之十·小儿杂症·疟痢》，论及疟痢的病因病机和辨证施治。**要点：**小儿疟疾半月不止，治宜健脾益气，疏肝理气；疟痢久而脾虚不禁，治宜健脾温中；无汗者，取微汗而愈。疟痢有一月不愈者，为血热所致；治宜滋阴透热；痢久不止，以"红曲微炒温中"，以"炮姜炒黑凉肾"。

**医论：**

小儿疟疾半月不止，用四君子加柴胡、青皮。疟痢久则脾虚不禁，用酒煮白米，焙干为末，神曲丸元眼大，朱砂为衣，米饮化下。无汗用臭草根捣擦，取微汗而愈。有一月不愈者，乃血热也，用何首乌五钱、青皮二钱，空心服。痢久不止，炮姜、红曲二味，煎服即止。红曲微炒温中，炮姜炒黑凉肾也。

——《慎斋遗书·卷之十·小儿杂症·疟痢》

## （四）惊风

**提要：**

《慎斋遗书·卷之十·小儿杂症·惊痫》，论及小儿惊风的病因病机和辨证施治。**要点：**小儿不时发惊，乃肺虚不能平肝木所致。治急惊，"非但化涎镇心，且可抑推肝邪"。方用金枣丸、琥珀丸。慢惊为"小儿最剧之候"，属肾、肝、心"三脏受病，先后天皆伤"之病证。"肾藏精主恐，肝主气主动主升，心主脉主惊。惊者，心气动而肝随以升，肾气为肝气吊动，而精气亦随之而并于上，则肾精不藏矣。精不藏则下虚，肝气升则上实，故惊证肾无不虚，而肝无不实也。痰者，精气之变也，精并于上而痰，得肝火扶之，内而心胸上下，外而经络手足，无非痰气矣"。因而，治"须用姜、桂敛而下之，兼用通经清水之剂"；用药皆宜通行下降，温中纳气为主；若"脾气尚能运动而药力可行"，则有"升降之机"。切勿"舍此而消痰"，因消痰之剂"皆伤脾胃，伐肾耗元"。方用金箔镇心丸。

**医论：**

### 1. 急惊风证治

小儿不时发惊，乃肺虚不能平肝木也。用五味、肉桂、人参平之。急惊用铁衣针砂，非但化涎镇心，且可抑推肝邪。惊而吐泻，丁香五分，白术一钱，肉果七分，共末，姜汤下。急惊脉刚急，金枣丸、琥珀丸皆可服。**金枣丸**：天麻（三钱，米炒）、枳壳（酒炒）、牛黄（各一钱），劈砂块雄黄、槐角（各二钱），麝香（七分），胆星（三钱），半夏（姜制，三钱），皂角（酒炒，一分），用枣肉二两，巴豆六粒，同火煨，煨熟去巴豆，用枣捣丸如黄豆大，朱砂为衣，随证用汤化下一丸。**琥珀丸**：天竺黄、僵蚕、雄黄、钩藤、天麻、柏子仁、益智（各五钱），珍珠、琥珀、胆星（姜汁炒）、牛黄（各一钱），麝香（五分），全蝎（去头足，二十个），竹节白附子（大者三钱），冰片（三分），蜈蚣（一条），键猪爪（四枚）。共蜜丸，金箔十张为衣，随证用汤化下一丸。

### 2. 慢惊风证治

慢惊一证，小儿最剧之候也。盖因三脏受病，先后天皆伤也。肾藏精主恐，肝主气主动主升，心主脉主惊。惊者，心气动而肝随以升，肾气为肝气吊动而精气亦随之而并于上，则肾精不藏矣。精不藏则下虚，肝气升则上实，故惊证肾无不虚，而肝无不实也。

痰者，精气之变也，精并于上而痰，得肝火扶之，内而心胸上下，外而经络手足，无非痰气矣。盖肝主气，心主脉，肾主痰，心、肝、肾三经之证，而心、肝、肾三经之经络，皆痰之道路也。然犹易治也，只须用姜、桂敛而下之，兼用通经清水之剂即安矣。所以易治者，脾气尚能运动而药力可行，升降之机犹在我也。若一传于脾则难矣，脾气滞于痰则胃不运，胃不运则后天之气病，而先天之虚处更无所生，则肾精益枯，肾枯则肝火益起，火益起则痰益盛，痰盛则四肢九窍百骸，无非痰气闭塞而生机息矣，不死何待？

所可恨者，人但见痰害之甚，而一以消痰为事，消痰固好，奈不消其本而消其末，是犹抱薪救火也。以消痰之剂皆伤脾胃，伐肾耗元之味耳。

故遇急惊，其证实，其来路浅，治痰而痰易退，虽不合法，然犹似逐一无能小贼，尚易除也。至于慢惊，则根深势猛，倘不从其来处着力，而亦以逐小贼之法治之，是使激其怒而行性也，岂可救治哉！用药皆宜通行下降，温中纳气为主，炮姜、肉桂、苏梗、广皮、远志、茯神、铁衣、甘草、五味、人参之类，皆可用也。舍此而消痰，我不知其可也。**金箔镇心丸**（治慢惊、惊痫）：人参、茯神、紫河车、琥珀（各一钱），甘草（五分），朱砂、珍珠（各一钱）。蜜丸，金箔为衣。

——《慎斋遗书·卷之十·小儿杂症·惊疳》

## （五）疳积

**提要：**

《慎斋遗书·卷之十·小儿杂症·惊疳》，论及小儿疳积的病因病机和辨证施治。**要点：**小儿疳积，或因食郁所致，或因虫积所致。疳积初起，属于食郁为火，久则脾虚。小儿疳积，治宜以参苓白术散为主方，或兼以清热，或兼以消食、驱虫。

**医论：**

疳疾初起，乃是食郁则为火，甘草、薄荷、煎汤送下四圣丸。久则脾虚，如大人之怯证，宜参苓白术散。小儿吃土、米、瓦灰等物，有疳虫也。用诃子肉、白术各一两，使君子肉、甘草各五钱，麦芽八两，同所好之物为细末，白糖调服。

——《慎斋遗书·卷之十·小儿杂症·惊疳》

## （六）痘疹

**提要：**

《慎斋遗书·卷之十·小儿杂症·痘疹》，详细论及小儿痘证的病因病机和辨证施治。**要点：**痘本先天之气，感父母受胎时火毒而藏于左肾。轻者其发缓，其流远，故心、脾、肺生之意；后宜清凉，象秋冬之气，所以符其收藏之义。①治疗原则：其间有时令、禀气、轻重、水火、寒温、阴阳之不同，宜温而反凉之，宜凉反当温之。其人禀赋本强，清之可发；本弱者，扶之可兴。炎热之时，非清不流；严寒之时，非温不行。火盛凉之，水盛温之。发于阳者，清以和之；发于阴者，温以畅之。最忌者，知发而不知收，发之易而收之难；收而不收者，发而过伤之故。最喜者，扶而不重，顾其归路，保其真元。故非大风大寒固结其腠理者，毒药不可轻服，非大虚大弱者，补不用重剂。"治在温凉寒热之间，调其出入，无过不及，则得过半矣"。②治疗方法：治痘之常法，凡痘初热之时，即宜葛根汤。因痘发于阴分，从阳引阴，此为至当之治。痘因表药太过，遂致不发，用理中汤一吐，其痘尽出。凡痘唇口破裂，口干不渴，证属血燥，用芎归汤加连翘，或四物加莲子之类。大便闭，只养血为主。痘起灌脓，饮食不进者，紫苏汤磨山豆根，服之即开。外痂薄宜滋润之。泄泻寒战，切牙腹痛，宜用异功散。③治疗禁忌：二阳之病发于心脾，痘以二阳为主，已出未出，自汗吐下，虽急不可过用寒凉，过寒则真气受伤，脾胃受害。具体之法，如论中所言，痘证在"六日之前，清凉解毒；六日之后，当作虚证治之"。五日之前，消毒解咽喉；五日之后，宜补。即所谓"痘证养阳救阴，盖二阳之病发心脾也"。

## 医论：

### 1. 脏腑病机及治痘大略

盖痘本先天之气，感父母受胎时火毒而藏于左肾者也。轻者其发缓，其流远，故心、脾、肺为易治。重则其发骤，骤则其流近，故发于肝肾者难疗。初发易温，所以象春夏，遂其生生之意；后宜清凉，象秋冬之气，所以符其收藏之义也。此其大略。其间有时令、禀气、轻重、水火、寒温、阴阳之不同，宜温矣而反凉之，宜凉也反当温之。其人禀赋本强，清之可发；本弱者，扶之可兴。时炎也，非清不流；时寒也，非温不行。火盛凉之，水盛温之。发于阳者，清以和之；发于阴者，温以畅之。最忌者，知发而不知收，盖发之易而收之难，收而不收者，发而过伤者也。最喜者，扶而不重，顾其归路，保其真元也。故非大风大寒固结其腠理者，毒不可轻服也；非大虚大弱者，补不重剂也。治在温凉寒热之间，调其出入，无过不及，则得过半矣。

## 2. 初热疑似之间辨法有四

初热疑似之间，而辨法有四：一看脉，二看耳，三视目，四辨指。总以时气决之，遇火多疹，遇木多痘。一看脉者，盖痘出于左肾，疹出于右肾，如左肾尺部脉气动疾，正逢痘发之候，则二三月前可知矣。变动而甚则近，微则尚远。总之与伤寒一样，但伤寒起于膀胱腑而表，痘起于肾而里，伤寒与痘俱先看尺，但有表里脏腑之别耳，未用此脉不变动以行其兆者。此看脉也。二看耳者，肾通窍于耳，其初发必先动于少阳胆经，木主动，胆与肝为表里，肝主筋，故耳边必有青筋见于耳叶及廓者，盛则启发近，微者浅而远，倘微而发近，则痘必轻。此看耳也。三视目，目者五脏精华外见之所也，瞳子属肾，肾气欲发，必有浮光见于目；肾主水，目中有水气，是肾气动而欲痘也，其远近轻重，亦以色之浅深验之。此视目之法也。四辨指者，三焦亦少阳也，三焦之脉，贯五脏六腑之经，三焦少阳属手，其气动必见于五指。寒者，水之气也，故发热而五指独寒者，乃肾气见于三焦而痘之候也。此四者再以时令合之，无不验矣。痘证养阳救阴，盖二阳之病发心脾也。六日之前，清凉解毒；六日之后，当作虚证治之。五日之前，消毒解咽喉；五日之后，宜补。

## 3. 痘初出于阳而后传于阴

人之一身，以胃气为主，胃气即天气，天气升则地气方化而后万物生长。痘初出于阳而后传于阴，左肾足，胃亦足，木行旺地，是真阴也，气血冲和，邪从何来？黑陷乃胃欠真气，邪化于火，心以血养，血被火涸，心神失守，故病归肾。邪深因虚而起，有余易治，不足难扶，肾防受邪，初出宜滋阴解毒，不使火土干涸，一出暗昧，神昏气促，带白腰痛，非肾而何？何从救解？若解而不散，阳陷于阴分，血之阳无上升耳。宜养阳为主，不可再攻，攻则正空而邪反实，损伤胃气，不救一也。

二阳之病发于心脾，痘以二阳为主，已出未出，自汗吐下，虽急不可过用寒凉，过寒则真气受伤矣。肝肾有益，脾胃受害，再勿汗、吐、下焉。盖肝气即胃气，喜湿热以养。升麻，麻疹不宜用，防咽喉痛也；痘证恐灌脓之时，泄而倒塌，故用之也。小便赤而渴者，升麻葛根汤加木瓜、连翘之类。泻而小便清，食伤腹痛不渴，五苓、神曲、木香之类。或吐下无汗，不可妄投发表，待神至自和。已出者，宜养芽，不使枯槁，宜保元汤加芎、归；一半未出者，加前胡、桔梗、羌活之类。火盛仍热，去保元，用消毒饮退火。如吐泻先已伤脾矣，过用寒凉，再伤脾胃，不救二也。

### 4. 治痘亦当因时制宜

出一二日，大便闭结，是血枯肾无以济也。又恐灌浆时喉痛而泄，痘不起发，宜早行清凉，重用芎、归并消毒饮。痰涎壅塞甚，狂言，加石膏；便闭燥热，用大黄。若早用补法，必成内攻，不救三也。或外有斑疹，是表实而风热郁于血分也。宜苏葛汤，重用前胡、桔梗、羌活、防风、连翘、荆芥、蝉蜕、红花、牛蒡子邪从表散。若尽用寒凉，血凝气滞，阴无阳生而变黑，不救四也。

三五日，其痘红紫，四物汤并解毒。疏痘全在前胡。热盛必用沙参。如尽用寒凉，反逼邪传内，不救五也。

四五日，赖胃助生发之气，非善食即无滋润也。如无他证，用保元、芎、归，仍热甚，用消毒饮，加前胡、沙参；小便不利，加木通。未曾服药，宜用疏解，方可用补，补亦不宜过。如过用寒凉，陷胃无生发之气，至八九日灰白痒塌，喉痛呕恶，非胃病而何？不救六也。

六七日阴中之阴，尽付于外，而内则空虚，如锅中甑内之气，妙不可言，阳长一分，阴长一分。用芍药使血归护，保元加芎、归、肉桂，再用白芷、木香行滞，不可太用热药，恐涸而火起，至不救七也。

八九日气血尽归于外，则内虚无疑。如脓黄蜡色，不须治之。若疮嫩淡白，保元、白芷养阴丹。靥后干燥，发热渴盛，宜救津液，恐津涸阴绝，不救八也。

九十日上体真结痂，下体不至则泻，不必忧之，阳复内回，气血下达，不比六七日起灌之时可惧也。保元、四君子之类。反用寒凉止塞，致不思饮食，不救九也。

十二三日邪已结完，宜气平回阳。面上真痂，下多水泡，四君、山楂利之。面上湿疤，遍体发毒，保元合四物加银花、连翘之属。或血泡，或旧疮成坑不收，更加发热，胃无生生之气，阳亢阴绝，不救十也。

凡小儿痘证发热，苏葛散一剂，令其表和；见点，消毒饮。血药随证加减。凡痘初热之时，即宜葛根汤。盖痘发于阴分，从阳引阴，此为至当也。痘因表药太过，遂致不发，用理中汤一吐，其痘尽出。凡痘唇口破裂，口干不渴，的系血燥，用芎归汤加连翘，或四物加莲子之类。大便闭，只养血为主。痘起灌脓，饮食不进者，紫苏汤磨山豆根，服之即开。外痂薄宜滋润之。泄泻寒战，切牙腹痛，宜异功散。

## （七）麻疹

### 提要：

《慎斋遗书·卷之十·小儿杂症·痘疹》，论及麻疹的病因病机和辨证施治。**要点**：麻疹治疗以肺脾为主：治麻疹以肺、脾"二脏为主，切宜斟酌，再无汗、吐、下也"。未出之先，肺先受邪，当发其表，使邪从汗散。假如救汗不至，或汗多，疹或隐或见凶，皆是元气不足，脾虚不统之故。

当补脾阴之不足，于血药之中，少加参、桂益气通阳。麻疹四时发表之法：冬季用麻黄、羌活、白芷，合消毒饮；春夏季用苏葛汤加连翘、甘草、桔梗，喉痛加牛蒡。四季都必用前胡、贝母。升麻不可轻用，恐其升毒凑咽。前后咳嗽，外感风寒，宜表中祛邪。过用清法，则会绝胃家生发之气；过用补法，则引动胃火，二者皆非麻疹之正治。只有补阳中之阴，随证施治，不偏寒热，使元气足，易起易发；若元气衰无，则毒郁于表，表热而脾土干涸，真阴断绝而无法救治。

**医论：**

### 1. 麻疹治疗以肺脾为主

麻初出于阴而传于阳。人之一身，惟火甚速。肺金居上，畏火者也；脾土居中，畏木者也。火炎上则肺有亏矣。火宜发之。疏通血脉、滋润皮毛而肺无伤，则左肾足，木得其润泽，肝血润则脾血藏，脾阴又何伤乎？脾通血脉，胃主四肢，胃气上升，肺津乃降，滋生元气，万物生长，心之神化，脾得其真火，化从何起？盖火是邪，邪从虚起，有余易去，不足难扶。未出之先，肺先受邪，当发其表，邪从汗散。假如求汗不至，或汗多，疹或隐或见凶，皆是元气不足，脾虚不统故也。当补脾阴之不足，血药之中，少加参、桂，亦无害也。

### 2. 麻疹误治变证

庸医未见其理，谓麻宜清凉，痘宜温补；痘有先清后补之别，则麻无有温之之意。求汗不至，不可再攻，攻则化而为火，肺热无救，一也。

未出或已出，自汗吐下，真气已伤，脾肺先受害也。麻以二脏为主，切宜斟酌，再无汗、吐、下也。胃喜湿热而上升，清气下陷，小便赤而渴者，葛根、前胡、桔梗、甘草、牛蒡、连翘、木通之类；或饮食所伤，腹痛泄泻，小便清而不渴，属寒，五苓加神曲、山楂、砂仁之类；或吐下无汗，不可再攻，宜缓候，待养得神至自和，不可不察。元气虚弱，照依常例行之，医死而不悔者多矣。自经汗、吐、下者十余日不退，久病无阳，宜阳生阴长，四物加参可也。热甚加沙参，不可过用寒凉，过用则脾气绝，二也。

出作两次而不齐者，已出者宜养芽，不使枯槁，用芎、归、赤芍、木通；未出者宜表，苏葛加前胡、桔梗、牛蒡，喉痛加元参；或血经妄行，宜犀角地黄汤，或升麻葛根汤加沉香、栀子、连翘之属，切莫忘阴而攻表，以成阴血动，三也。

麻不宜发绽，绽者凶；亦不宜隐，隐而不现无神者毙。出未至足，便作出尽，不行消毒，纯用寒凉，使里血凝滞而阴不发越，热传于血室，或吐或下，或热郁于内，变成疳劳，或一月、二月而安，或传而至死，四也。

已出三四日而不没者，内有热也，四物加芩、连、栀子、木通；七八日后有热，内虚而邪盛不散，当扶正以却邪，宜养阴以滋脾肺，使无克胜，黄芩、白芍、灯心、人参、沙参、天冬、麦冬、当归、山药、莲子；烦加竹叶、枣仁，看轻重加减治之，不养阴而误滋阴，五也。

痰涎涌甚，谵语发渴，属里，宜救阴，宜白虎汤；若用消毒饮疏散正气，肺绝而亡，六也。

大便闭，经血燥，宜用芎归汤加红花、麻仁，因血虚不能养肝，胃气不能上升故也；而反用柴胡，泻肝血致肾绝，七也。

出一二日，满口细疮，全无空地，火郁宜发之，消毒散加甘草、桔梗、牛蒡、木通、连翘；如反纯用寒凉，逼毒内攻，八也。

靥后口内黑点疮者凶，恐胃烂不治，或一月、半月余热不退，发渴属虚，宜生脉散兼四物汤，调养气血，不致干涸。但久病无阳，莫根据常例治之，致脾虚不食，或四五六日口舌硬疮，变成疳疾，或致胃烂，宜消毒，甘桔加元参、沙参、炮姜；如反用白虎，损伤胃气，九也。

麻后痢，只因脾虚不醒，宜用芎、归，白痢煨生姜，赤痢香连丸，切莫大下，泻痢不愈，宜大补气血；若大下则泄尽元气，黄胀而死，十也。

——《慎斋遗书·卷之十·小儿杂症·痘疹》

### 3. 麻疹四时发表之法

发表一节，冬用麻黄、羌活、白芷，并消毒饮；春、夏用苏葛汤加连翘、甘草、桔梗，喉痛加牛蒡。四季前胡、贝母不可缺。升麻，恐升其毒凑咽，不可轻用；若患泄泻则气下陷，宜用之。呕用陈皮、贝母、姜汁、竹茹。前后咳嗽，乃风寒所感，宜表中却邪。过于清者绝胃家生发之气，过于补者动胃火，二者皆非疹之正治。惟补阳中之阴，随证施治，莫偏于寒，莫偏于热，则元气足，易起易发；若元气衰则毒郁于表，表热而火土涸，真阴绝而不救矣。

——《慎斋遗书·卷之十·小儿杂症·痘疹》

## 五、五官病证

《慎斋遗书·卷之十》，论述了常见五官疾病，包括耳、目、鼻、牙、舌、喉口等部位疾病的辨证施治。

### （一）耳病

**提要：**

《慎斋遗书·卷之十·耳》，论述了耳病的病因病机和辨证施治，载有治疗耳病的 3 则医案。**要点：**足少阳支脉，从耳后入耳中，故耳病有属少阳证者。少阳为相火，宜清之。

**医案：**

**案例 1**

一人耳聋，服益气汤、十全汤；病愈后，喉中作痒有痰，一二月复耳鸣。诊之脉浮滑。此痰气留于脾胃也，无火不动痰。用补中益气汤加黄柏三分、菖蒲一分。

——《慎斋遗书·卷之十·耳》

### 案例 2

一人耳痒，胸膈饱闷，火郁于少阳胆也。用柴胡、半夏、黄芪、白芍各一钱，人参、甘草、紫苏、陈皮各五分，姜、枣煎服，以散火固表。

——《慎斋遗书·卷之十·耳》

### 案例 3

一人久劳，腰痛耳聋，心胸不开，尝有火发。六味汤加细辛二分，菖蒲三分，煎服。

——《慎斋遗书·卷之十·耳》

### 医论：

耳病，少阳证也。足少阳支脉，从耳后入耳中。少阳为相火，宜清之。

——《慎斋遗书·卷之十·耳》

## （二）目病

### 提要：

《慎斋遗书·卷之十·目》和《医家秘奥·慎斋三书·卷之三·眼痛》，论及某些目病的病因病机和辨证施治，并载有治疗目病的 3 则医案。**要点：**目痛，血热有火，治宜平肝清热凉血；若目胀高出寸许，出脓血，名曰目窗。是因脾胃不能生金制木，肝邪上乘于目所致。初起，可治以益气养血之法。若日久，宜保肺扶阳，去脾中湿热，疏肝养血，扶脾醒脾；加之木香以通之，川芎以行之，桂制芍以敛之，可安。后再以逍遥散调之。

**医案:**

**案例1**

一人丧子悲哀太过,两目肿痛,用独参汤而愈。盖悲哀则伤肺,金虚则木寡于畏,肝火上逆而目痛。人参补肺,肺旺则木沉火降也。

——《慎斋遗书·卷之十·目》

**案例2**

一人六月间劳役过度,患左眼痛,白珠红如血,皮肿厚难开,䏶肉攀黑珠,足冷过膝,当面不见人,诸药不效。予诊之,心火乘脾也。用杞子、柏子仁各五钱,归身、生地各四钱,甘菊、蒺藜各二钱,黄连、黄芩、黄柏各二分,竹叶十片,姜三片,大枣二枚,十帖愈。

——《慎斋遗书·卷之十·目》

**案例3**

一人眼痛,大便难解,已服大黄半斤,眼微退,便渐溏,或闭。调理二月,舌口燥,内热,烦闷,腰如火烧,胸膈痛,一日一吐,诸药不愈,发热自汗。五月后复邀治,曰:此内伤不足症,再用凉药必死矣。病者曰:吾乃火也。又已后,又求治,病势已危,予言之仍前,病者始信。予曰:须得人参三五斤可也。初用保元汤加附子、干姜、肉桂、白术、当归,四帖微汗,将至五帖而身舒畅;至三十帖,参斤半,大便顺,身热退,而怕寒,后更加鹿茸,服参三斤;来年六月间,仍不能去棉衣被,服附子七八十,参、桂、姜、鹿角胶各用十斤,方痊愈。

——《医家秘奥·慎斋三书·卷之三·眼痛》

**医论:**

**1. 目痛证治**

目痛,血热有火,用当归、生地、柏子仁各四钱,蒺藜、甘菊各二钱,杞子五钱,黄柏五分,川连、黄芩各三分,生姜三片,灯心二十段,竹叶二十片，水二碗，煎一碗半服。

## 2. 目胀证治

目胀高出寸许，出脓血，名曰目窝。因脾胃不能生金制木，肝邪上乘于目也。初起，黄芪当归补血汤可治。若日久，宜芪以保肺扶阳，茯苓去脾中湿热，木贼疏肝，归身养血，白术扶脾，陈皮醒脾，木香以通之，川芎以行之，桂制芍以敛之，可安也。后再以逍遥散调之。

## 3. 老人眼昏证治

老人眼昏，因肝热叶薄，胆汁减，宜资心火以补肝，用生姜、陈皮、细辛补之，芍药、大黄泻之。目疾因脾胃有痰饮，渍浸于肝，久则昏眩。神曲四两，朱砂一两，煅磁石二两，蜜丸，米饮下五十丸，日进三服。一方加夜明砂。

## （三）鼻病

**提要：**

《慎斋遗书·卷之十·鼻》，论及鼻病的病因病机和辨证施治。**要点：** 鼻中壅塞，涕出不已，气不通，治以散寒、理气、通窍；鼻流清涕属"脑寒胃热"，治以祛风散寒，清热解毒；鼻流浊涕，谓之鼻渊，属"胆移热于脑"，治以小柴胡汤解表散热，和解少阳，疏利肝胆。

**医论：**

鼻塞，用荜澄茄、薄荷、白芷三味，同煎服。鼻中壅塞，涕出不已，气不通。用辛夷、细辛、藁本、川芎、升麻、木通、防风、苍耳、羌活、白芷、甘草，姜水煎。鼻流清涕，过夜结成长条似葱白，此脑寒胃热也。宜白芷、辛夷、荆芥、连翘之属。鼻流浊涕，名曰鼻渊，胆移热于脑也。宜小柴胡汤，外用吹药。

——《慎斋遗书·卷之十·鼻》

## （四）牙病

**提要：**

《慎斋遗书·卷之十·牙》，论及牙根溃烂的病因病机和辨证施治。**要点：**牙根烂，因于肾水不足，太阳膀胱之火横行，而与心火合炽者，治宜清心泻火解毒；凡齿痛属阴虚火动升上齿所致者，治宜滋阴降火、清热解毒。

**医论：**

牙根烂，非胃火也，因肾水不足，太阳膀胱之火横行，而与心火合炽者，须泻心汤加减主之。凡阴虚火动升上齿痛者，四物汤合升麻葛根汤。

——《慎斋遗书·卷之十·牙》

## （五）舌病

**提要：**

《慎斋遗书·卷之十·舌》，论及舌病的病因病机和诸种外治方法。**要点：**从上述病症来看，是因火热充炽舌脉，或因胃火炽盛、心火上炎所致。

**医论：**

舌出寸许，冰片点之即收。大人小儿舌下肿，重舌，痰涌难言。硼砂、朱砂、朴硝各五分，冰片一分为末，蜜调敷立效。牙根肿，口难开，用巴豆打油于草纸，将草纸捻条，点火吹熄，用烟熏鼻即开；用朴硝一钱八分，蒲黄屑四分，僵蚕二分，牙皂一分，冰片一分，共末吹。

## （六）喉口病

**提要：**

《慎斋遗书·卷之十·喉口》，论及咽喉及口腔疾病的病因病机和辨证施治，并载有治疗咽喉病的1则医案。**要点：**喉痛、脉迟，因胃气不充，水不济火所致者，必须温肾起脾，则诸证可安。喉痛属气逆、痰涌、实热、肿毒者，宜治以清热、化痰、凉血、解毒等法；内服汤药，结合外用吹药。

## 医案：

### 案例

一人喉痛、痔痛，六脉沉迟。此胃气不充，水不济火也。盖釜底之火不生，则脾不运而水源不旺，不旺则寒而虚火起矣，故有喉痛等证而脉迟也。必须温其釜底，则水暖而上升，津液得润而浮游之火自平，诸证可安也。故六味不如八味，再加起脾之药自愈。大凡补药，不论上、中、下证，必先以起脾为要；脾为后天生生之本，本立则诸病自退。况病在肾，不先于脾胃着意，纵有生水之功，而无防水之法，则效不捷矣。

——《慎斋遗书·卷之十·喉口》

## 医论：

吐血后气逆喉痛，茯苓补心汤主之。喉中生蛾，痰涌喉痛。胆矾三分，硼砂二分，滚水调服，外用吹药。人中白（一钱），硼砂（五分），胆矾（三分），冰片（一分），共末吹。实热口内生疮，烦渴颊痛。藿香七钱，石膏、栀子、炙甘草各五钱，防风四钱，共末。大肠脉实口疮，生姜、陈皮、竹茹、黄芩、栀子、白术各五钱，桂心一钱，茯苓、芒硝、生地各二钱，枣二枚，水煎服。舌口生疮，咽喉肿毒，用薄荷头末二两，川芎头末二钱，甘草头末二钱，砂仁头末一钱五分，蜜丸含化。

——《慎斋遗书·卷之十·喉口》

周慎斋

后世影响

　　周慎斋在学术上丰富和发展了脾胃内伤学说及五行学说，并将其一生的学术思想和临证经验总结概括为"二十六字元机"，对后世的中医理论发展及医家的临床实践多有启迪。其门下弟子，根据周慎斋之传授，整理而成《医家秘奥》《慎斋遗书》《周慎斋医案稿》等著作，对后世医学发展产生了重要影响。

# 一、历代评价

　　周慎斋之学术，对江南一带的医学发展影响颇深，明清医家对其多有赞誉。

　　明代医家姚球，在为《慎斋遗书》所作序言中说："明季江东周之干慎斋氏，生乎二千年后，而独得仲景之精髓，直驾李、刘、朱、张而上，有非季世俗医所能仿佛二三也。"

　　明·石震，在《慎柔五书·慎柔师小传》中，评价说："慎斋先生名满海内，从游弟子日众，师随侍，每得其口授语，辄笔之。先生初无著述，今有语录数种行世，多师所诠次也。"

　　清·赵晴初，在《存存斋医话稿·卷二》中说："周慎斋先生书中亦每以六味、八味、补中益气数方治病。盖先生尝就正于立斋先生之门。犹不能脱薛氏窠臼。然三书言'补中益气汤若欲下达，去升柴，加杜仲牛膝'，又言'六味丸肾虚火动之药。丹皮凉心火。萸肉敛肝火。泽泻利肾经之火。从前阴而出。若火不甚炽者。只用山药、茯苓、熟地，单滋肾水而补脾阴'。乃知慎斋先生能变通用药。不执死方以治活病。"

清·杨时泰，在《本草述钩元·武进阳湖合志》中说："自明以来，江南言医者，类宗周慎斋。"

曹炳章在《中国医学大成》中，对周慎斋评价说："其阐发病源病理，真能独出心裁，不拾前人牙慧。"

任启松在评注《医家秘奥·慎柔五书》时说："虽受金元四大家影响，但能不落四人窠臼，自强不息，孜孜以求，因而临床疗效甚高。"其认为《医家秘奥》为明代周慎斋学派传学之秘本，由其后世弟子点校而成。全书文字不多，但理论深远，如对脉象的缜密分析，对内伤的阐述发挥，对医案的精辟辨治，远超一般所知所得"。同时，任启松也指出慎斋学术之不足。认为"从道、易、《伤寒》与《金匮》的层次来看，慎斋学派仍有美中不足之处。慎斋对于医理，长于二元论式的阐述而不是使用观象。由于二元对举方法的浅薄与僵化，使慎斋不能充分表达自己的思想"。

自明代以来，周慎斋以行医之名誉满江南，后世门生也多有建树。周慎斋是中医理论的继承者和发扬者，在临床诊疗方面也多有创新。其以毕生精力投入行医济世，是中国医学历史长河中的一位不可多得的杰出医家。

# 二、学派传承

温补学派自明代崛起，成为我国医学史上影响最为深远的学术流派之一。温补学派医家，不仅擅长以温补之法治疗虚损性疾病，还以深入阐释"命门学说"而著称。周慎斋私淑李东垣，承袭薛立斋，对脾胃内伤学说、命门学说及阴阳五行学说，都有独到的见解并运用于临床诊疗。其学术思想，丰富了温补学派乃至中医学的病因病机及辨证治疗理论。其授业弟子及私淑弟子中可考者数人，皆行道救济负高名于海内，在此选择其中几位，进行简要介绍。

## 查万合

查万合（1556—1624），字了吾，明代医家。泾县（今安徽泾县）人。少习儒，后攻医术，学医于周慎斋门下，得其传。其善治内伤，认为内伤病人，只要调理得法，阳气活动，即能治愈。曾为胡慎柔治愈痨瘵病，因器重胡慎柔之颖悟沉静，故将医术传之于他。后又荐于周慎斋门下深造。撰《正阳篇》一卷存世。弟子众多，尤以陈贞乙得其传。

## 胡慎柔

胡慎柔（1572—1638），明末僧人、医家，法名释住想。毗陵（今江苏常州）人。博通经史儒学，因患痨病，经查了吾治愈，后随查了吾习医十余年，颇有所获。后由查了吾荐之于周慎斋门下继续深造。其留心摘录周慎斋的临证经验，归里行医，疗效较著，且好施舍，故而清贫。其临终前，将手札及生平著述授予石震，由石震订正刊刻，名《慎柔五书》（1636）。其中论及痨病的诊治。

## 石震

石震，字瑞章。明代常州府武进人，得周慎斋之真传。刻有《慎柔五书》《慎斋三书》《脉学正传》《运气化机》及医案诸书行世。

## 杨时泰

杨时泰，字贞颐、穆如，武进（今属江苏）人。嘉庆己卯（1819）进士。曾任山东莘县知县。工于医，于周慎斋、张璐等所论医理，均极推崇。其精于脉诊，以之断病情，测病之寒热、虚实。处方仅数味，即可奏效。后深研刘若金《本草述》，历六年而自撰《本草述钩元》三十二卷，现有刊本行世。

## 方伯屏

方伯屏（1891—1948），名金城，山东省掖县人。幼年随父母在家务农，因家道中落，贫困无奈，随姑丈流落京师，时值晚清末世。初在东四南同和饭店当徒工，当时太医院的几位御医经常到同和饭店用餐。由于其勤奋好学，受到太医院医官赵云卿的垂青，特许为门下弟子。其间，还得到谈镜人（慎斋学派传人）的教导。后参加赵云卿在山老胡同主办的中医哲理医学讲习班，以优良成绩毕业，赵云卿遂正式收其为弟子，并赐名伯屏。后来应施今墨和孔伯华的邀请，在华北国医学院及北平国医学院授课。后因诊务、教学工作繁重，积劳成疾，不幸罹患肝病逝世。

**方鸣谦**

方鸣谦，方伯屏之子（1920—1987）。幼承家学，不但熟谙中医经典理论，且秉承《医家秘奥》之学术思想。20 岁时，以第一名的成绩考取中医师资格。后十余年一直侍诊于其父左右，并深入研习中医临床各科理论。1948 年其父殁后，始悬壶于世。1948 年起，独立应诊。新中国成立后，曾入北京市中医进修学校学习西医。1954 年，在北京市第二中医门诊部工作。1956 年，在北京中医学院任教。曾任北京中医学院院务委员会委员、学术委员会委员、内外科教研组组长兼外科主任等。

# 三、后世发挥

纵观周慎斋的学术思想，可大致归纳为独特的脉证理论、对李杲脾胃理论的发挥，及"以阳为重"的思想等几个方面。尤其是周慎斋的"扶阳"思想，为后世"火神派"的发展，提供了理论和思路，任启松称之为"火神之肇基"。《中医历代名家学术研究集成》一书中，亦肯定了其学术对火神派的影响。在补益脾胃方面，周慎斋"顾护脾阴"的理论独树一帜，后世对其发挥良多。

## （一）火神派对周慎斋"扶阳为要"思想的继承发挥

《慎斋遗书·卷之一·阴阳脏腑》中，将周慎斋对阴阳的观点，归纳为

"人身以阳气为主，用药以扶阳为先"。《素问·生气通天论》曰："阳气者，若天与日。"周慎斋在主张阴阳并重的前提下，更强调阳气在生命中至关重要的作用，并提出在辨证时要"先明阴阳"，在遣方用药时以运用扶阳药物为主。

清末时期，由四川名医郑钦安（1824—1911）创立的"火神派"，则素来以注重阳气，擅长使用附子而著称。郑钦安认为，元阴元阳是人身立命之根本；在阴阳消长过程中，"阳统乎阴""阳主阴从"；阴阳二者之间，关键在于阳气；只有阳气致密于外，阴血才能固守于内。所谓阴阳互根，也有主次之分。总之，郑钦安特别重视阳气，认为"阳者阴之根"，故"有阳则生，无阳则死"。郑钦安推崇辛热扶阳治法，擅用姜、附药，显然同样是建立在注重阳气的理论基础之上。

郑钦安在所著《医理真传》中，反复强调阳气的重要性。其曰："阳者，阴之根也，阳气充足，则阴气全消，百病不作。""阳旺一分，阴即旺一分；阳衰一分，阴即衰一分。""阳统乎阴，阳者阴之主也，阳气流通，阴气无滞。""子不知人身所恃以立命者，其惟此阳气乎？阳气无伤，百病自然不作。有阳则生，无阳则死。""子不知人身立命就是一个火字。""子不知人之所以立命者，在活一口气乎。气者阳也，阳行一寸，阴即行一寸，阳停一刻，阴即停一刻，可知阳者阴之主也。"（《医理真传·卷二》）郑钦安在辨证施治与遣方用药方面，与周慎斋"以阳为重"的思想是一脉相承的。

此外，《医家秘奥》中，阐释了周慎斋"引火归元"的观点。例如，"凡内伤发热，口干，乃下焦虚寒，火不归元，阳气在上故耳。须温下焦，使阳气下降，则口干自愈"（《医家秘奥·附胡慎柔五书要语一卷》）。周慎斋认为，内伤发热口干，为君相之火不降，相火熏烁津液所致；属君相之火不能收敛于癸水，导致下元虚寒者，须温补下元，使君相之火下降，则上热自除，口干自愈。又如，周慎斋善用八味丸，治疗肾虚精损发热。对于"右尺微细，八味丸。左右尺俱微细，亦八味丸"（《慎斋遗书·卷之二·望色切脉》）。因尺脉微细，属水火两虚，根本动摇。水源即涸，则虚火上升为戴阳之证。此时独补水而真火不归，尤为无益，必在滋肾水药中加入桂、附以引火归元。"火神派"对于阴证的认识十分精到，尤其对阴寒偏盛导致虚阳上浮、外越所引起的假热证，郑钦安称之为"阴火"证。"火神派"对常见的慢性咽炎、口腔溃疡、牙龈肿痛、舌疮、口臭、头痛、面赤、目赤、内伤发热等所谓"上火"——"假热证"的辨认，可靠而准确，治疗也多用引火归元之法。从其辨证论治中，可体会出周慎斋的学术思想。

### （二）后世医家对周慎斋脾阴学说的继承发挥

中医理论认为，"脾主升清，胃主降浊"，强调脾中阳气的生发作用，而对脾阴似有所忽略。李杲的脾胃学说，详于脾阳而略于脾阴，后世医家多受其影响而忽略脾阴虚证的研究与阐述。从宋朝起"脾阴"的概念，在一些著作中被明确提出，而对脾阴的探讨在明清时代达到高峰。据统计，《慎斋遗书》中，论及脾阴的原文达到21条，是论述脾阴最多的著作之一。其他论述脾阴较多的著作，有清·杨时泰的《本草述钩元》，明·胡慎柔的《慎柔五书》。其中，《本草述钩元》主要收录滋补脾阴的药物。这说明杨时泰、胡慎柔等门人，对周慎斋"脾阴"学说有相当程度的继承和发挥。

周慎斋提出以甘淡之品滋补脾阴，可谓独辟蹊径。其认为虚损为内伤已久，气血两虚之证，故不宜用黄柏、知母之苦寒，又不宜用地黄之滋腻，血枯亦不宜用燥剂，故用甘淡平补之品补脾阴而生阴血。如"凡虚损见数脉……宜单补脾阴以养胃气，犹可转也"（《慎斋遗书·卷之二·望色切脉》）；"肝脉弦长，脾脉短，是为脾阴不足，宜山药、莲子、五味子之类"《医家秘奥·脉法解下》等。又如，"骨髓中热，加知母、杜仲，补脾阴之不足，且能走肾"（《慎斋遗书·卷之四·用药权衡》）。若"用四君加山药，引入脾经，单补脾阴"（《慎斋遗书·虚损》）；若"专补脾阴之不足，用参苓白术散米糊丸服"（《慎斋遗书·卷之九·渴》）；以"茯苓、山药固其脾阴"（《慎斋遗书·卷之九·痰饮》）等，对脾阴及补脾阴的论述极为丰富。周慎斋补脾阴之方药，多为四君子汤加味。其曰："四君子补脾药也……得山药则补脾阴……四君子加芍药，以补脾阴而泻土中之木。"（《医家秘奥·三书卷之一·慎斋师口授记录》）

明·胡慎柔所创"养真汤"，仍是当代中医临床上治疗脾阴虚证的有效方剂之一。当代医家对"慎柔养真汤"的探讨层出不穷，此方中所用山药、莲肉、白芍、五味子、麦冬、黄芪、党参、白术、茯苓、甘草等药物，体现出滋补脾气更能敛阴、养阴。临床上运用慎柔养真汤，治疗病机为脾阴不足、脏腑失于濡养之类病证，往往有较好的疗效。此外，清代医家程杏轩，承袭周慎斋"顾护脾阴"的思想，在治疗妇人虚痨血痹时，以甘淡之品培补后天之本。其"议以早用四阴煎，育阴保金，晚仿周慎斋前辈，淡养胃气，甘益脾阴。盖土为物母，脾乃至阴，其他退热止嗽之药，皆置不用"（《程杏轩医案·许妇内伤经闭辨明非孕》）。

### （三）后世医案、医话对周慎斋学术的传承

清代的医案、医话中，有对周慎斋及其弟子医案的记载和阐述。如赵晴初编著的《存存斋医话稿》、周学海编著的《脉义简摩》《脉简补义》《形色外诊简摩》，俞震编著的《古今医案按》，以及魏之琇编纂的《续名医类案》等。这些著作在一定程度上反映了有关周慎斋的学术内容，在传承方面发挥了重要作用。例如：

《古今医案按·泄泻》：周慎斋治一人常脐痛。痛则大便泄。此脾虚肾水上泛，以下犯上，寒在肾也。宜温肾则水安不泛，升胃气则土旺而痛不作，泻从何来？用白芷七钱，北味、鹿茸、人参、炮姜各一两，元米糊丸，白汤下。

《续名医类案·卷二十五》：周慎斋治一妇，产后受湿，遍身疼痛，众以风药治之，遂致卧床不起，手足渐细。此产后气血虚，而风药愈损其气故也。治宜大补气血，用参、芪各钱半，炙甘草、肉桂各一钱，当归三钱，防己五分，煎服，愈。

《续名医类案·卷二十五》：一产妇遍身痛，坐不得卧，已经两月，痰多食减，众治不效，以参、归各一两，木香一钱为末，酒煎，分为九次服之，愈。

综上所述，周慎斋是一位在学术思想和临床实践方面都颇有建树的名医大家。其在脉诊、脾胃内伤学说、五行生克制化理论方面，都具有独到的见解；其创建的"二十六字元机"，是其鲜明的学术特色及学术思想的突出体现。其学术思想受到后世诸多医家的推崇；研读其著作者无不受其裨益，其门人及私淑弟子中不乏名医大家，足见周慎斋学术之奥妙，值得薪火相传。

# 周慎斋

参考文献

# 著作类

［1］周之干. 慎斋遗书 [M]. 熊俊，校注. 北京：中国中医药出版社，2016.

［2］周慎斋. 医家秘奥 [M]. 任启松，黄小龙，校注. 北京：中国中医药出版社，2011.

［3］周慎斋，徐灵胎，管玉衡. 周慎斋·徐灵胎·管玉衡脉书合编 [M]. 北京：人民军医出版社，2015.

［4］张仲景. 伤寒论 [M]. 王叔和，撰次；钱超尘，郝万山，整理. 北京：人民卫生出版社，2005.

［5］张仲景. 金匮要略 [M]. 何任，何若苹，整理. 北京：人民卫生出版社 .2005.

［6］王叔和. 脉经 [M]. 北京：人民卫生出版社，2007.

［7］王冰. 黄帝内经素问 [M]. 鲁兆麟，主校. 沈阳：辽宁科学技术出版社，1997.

［8］张子和. 儒门事亲 [M]. 邓铁涛，赖畴，整理. 北京：人民卫生出版社，2005.

［9］张元素. 医学启源 [M]. 北京：中国中医药出版社，2007.

［10］张元素，李杲. 珍珠囊、珍珠囊补遗药性赋 附脏腑标本寒热虚实用药式、药类法象、用药心法 [M]. 北京：学苑出版社，2011.

［11］刘完素. 素问玄机原病式 [M]. 孙洽熙，孙峰，整理. 北京：人民卫生出版社，2005.

［12］刘完素 . 黄帝素问宣明论方 [M]. 北京：中国中医药出版社，2007.

［13］李东垣 . 脾胃论 [M]. 文魁，丁国华，整理 . 北京：人民卫生出版社，
2005.

［14］李东垣 . 内外伤辨惑论 [M]. 北京：中国中医药出版社，2007.

［15］李东垣 . 兰室秘藏 [M]. 北京：中国中医药出版社，2007.

［16］朱震亨 . 丹溪心法 [M]. 王英，竹剑平，江凌圳，整理 . 北京：人民卫
生出版社，2005.

［17］朱震亨 . 格致余论 [M]. 施仁潮，整理 . 北京：人民卫生出版社，2005.

［18］滑寿 . 诊家枢要 [M]. 上海：上海卫生出版社，1958.

［19］薛己 . 中医非物质文化遗产临床经典读本 内科摘要 [M]. 北京：中国
医药科技出版社，2012.

［20］薛己 . 本草约言 [M]. 北京：中国中医药出版社，2015.

［21］胡慎柔 . 慎柔五书 [M]. 北京：中国中医药出版社，2011.

［22］周学海 . 脉义简摩 [M]. 北京：中国中医药出版社，2016.

［23］周学海 . 形色外诊简摩 [M]. 北京：学苑出版社，2010.

［24］周学海 . 读医随笔 [M]. 北京：人民军医出版社，2010.

［25］杨时泰 . 本草述钩元 [M]. 科技卫生出版社，1958.

［26］周岩 . 本草思辨录 [M]. 北京：人民军医出版社，2015.

［27］罗美 . 古今名医方论 [M]. 田代华，等，点校 . 天津：天津科学技术出
版社，2000.

［28］张璐 . 伤寒绪论 [M]. 北京：中国中医药出版社，2015.

［29］张璐 . 张氏医通 [M]. 王兴华，等，整理 . 北京：人民卫生出版社，
2006.

［30］张璐.本经逢原 [M].北京：中国中医药出版社，2007.

［31］叶桂.本草经解 [M].北京：学苑出版社，2011.

［32］张秉成.本草便读 [M].北京：学苑出版社，2010.

［33］魏之琇.续名医类案 [M].黄汉儒，等，点校.北京：人民卫生出版社，1997.

［34］程文囿.程杏轩医案 [M].吴少祯，总主编.北京：中国医药科技出版社，2018.

［35］俞震.古今医案按 [M].北京：中国医药科技出版社，2014.

［36］陆以恬.冷庐医话 [M].北京：人民军医出版社，2010.

［37］赵晴初.珍本医书集成 14 杂著类 存存斋医话稿 [M].上海：上海科学技术出版社，1986.

［38］周岩.本草思辨录 [M].邹运国，点校.北京：人民军医出版社，2015.

［39］裘沛然.中国医籍大辞典 [M].上海：上海科学技术出版社，2002.

［40］谢观.中国医学源流论 [M].余永燕，点校.福州：福建科学技术出版社，2003.

［41］王瑞祥.中国古医籍书目提要 [M].北京：中医古籍出版社，2009.

［42］任应秋.任应秋中医各家学说讲稿 [M].北京：人民卫生出版社，2008.

［43］裘沛然.中医各家学说 [M].北京：人民卫生出版社，2008.

［44］周仲瑛.中医古籍珍本集成 诊断卷 脉简补义 [M].长沙：湖南科学技术出版社，2014.

［45］日·丹波元胤.中国医籍考 [M].北京：人民卫生出版社，2017.

［46］潘桂娟.中医历代名家学术研究集成 [M].北京：北京科学技术出版社，2017

# 论文类

［47］班秀文.浅谈胎前病的防治 [J].浙江中医学院通讯，1977（1）：28-29.

［48］盛燮荪，徐树民.周之干和他的《慎斋遗书》[J].中医杂志，1982，2：9-11.

［49］姜春华.肾与命门的演变 [J].安徽中医学院学报，1982（2）：34-35+20.

［50］彭怀仁.中医学院试用教材中的三十首古方出处考（三）[J].南京中医学院学报，1983（4）：45-48.

［51］宋知行.略述元气学说及其发展 [J].江苏中医杂志，1984（2）：3-5.

［52］洪文旭，苏礼.方名释义 [J].陕西中医，1984（4）：41.

［53］李济仁，孙世发.《慎斋遗书》窥探 [J].江苏中医杂志，1986（1）：10-12.

［54］胡泉林.行医须识气治法方有据——《慎斋遗书》探微 [J].上海中医药杂志，1992（6）：1-4.

［55］何绪屏.周慎斋对脾胃内伤学说的发挥 [J].广州中医学院学报，1993（2）：104-106.

［56］张冀秋，金曦，南红梅.糖尿病从心肝论治管窥 [J].长春中医学院学报，1994（2）：7.

［57］张烨.《傅青主女科》治难产法浅析 [J].山西中医，1996（6）：28-29.

［58］侯岚.《内经》时人关系初探 [J].甘肃中医学院学报，1999（4）：7-8.

［59］吴承学.本草药方妙成文 [J]. 古典文学知识，2000（3）：52-56.

［60］黄志杰.浅谈元气学说在中医学中的运用 [J]. 湖北中医学院学报，2001（2）：5-6.

［61］傅维康."辨证施治"术语的最早见载 [J]. 医古文知识，2003（2）：25.

［62］范宏宇.治疗肢体麻木经验 [J]. 辽宁中医学院学报，2003（2）：126.

［63］李盈，张家毓，周小军.五行学说与五脏相关说考议 [J]. 中医药学刊，2004（10）：1907-1908.

［64］郑金生.冤哉，姚球！——姚球医学著作初考 [A]. 中医药发展与人类健康——庆祝中国中医研究院成立 50 周年论文集（上册）[C]；2005 年

［65］杨静，朱星.浅谈宋金元医学发展对当代中医发展的启示 [J]. 中医教育，2007（1）：79-80.

［66］袁艳丽，和中浚.金元医家学术流派产生的社会文化因素 [J]. 南京中医药大学学报（社会科学版），2007（3）：143-146.

［67］邹太国，熊陆.《傅青主女科》用补气补血治疗血崩研习心得 [J]. 湖北民族学院学报（医学版），2007（3）：62-63.

［68］林强，胡玉莲，厉岩.从肝论治阳痿 [J]. 中华中医药杂志，2007（11）：785-786.

［69］倪世秋，王继明.痿证古代文献综述 [J]. 医学信息，2008（3）：431-435.

［70］阚广迪，徐良.古代医家对"麻木"的认识 [J]. 辽宁中医药大学学报，2008（5）：59.

［71］贾春华，王永炎，鲁兆麟.论《伤寒论》"观其脉证，知犯何逆，随

证治之"[J]. 北京中医药大学学报，2008（7）：437-439.

［72］成振镛，李晓君，刘洋.《内经》四时五脏脉研究 [J]. 中国中医基础医学杂志，2008（11）：817-819.

［73］徐宁，武敏，孙广仁.《内经》中精的涵义及其结构层次探讨 [J]. 山东中医药大学学报，2009，33（4）：283-284.

［74］李菲. 李东垣的元气论 [J]. 江西中医学院学报，2009，21（4）：6-8.

［75］张伟，陈素红，吕圭源. 菟丝子功效性味归经与现代药理学的相关性研究 [J]. 时珍国医国药，2010，21（4）：808-811.

［76］刘音吟. 从"经水先后无定期"解析傅氏调经思路 [J]. 东南大学学报（医学版），2010，29（6）：689-690.

［77］黄婉怡. 从《内经》阴阳之理探析朱丹溪"阳有余阴不足"思想 [J]. 江苏中医药，2010，42（11）：3-5.

［78］郭振球. 五运六气，病机钩玄 [J]. 天津中医药，2011，28（3）：177-179.

［79］张效东. 朱丹溪"阳有余，阴不足"刍议 [J]. 江苏中医药，2012，44（3）：1-3.

［80］贾佳，余江毅."慎柔养真汤"治疗脾阴虚证诸病的临床研究概论 [J]. 辽宁中医药大学学报，2011，13（5）：153-154.

［81］文颖娟，潘桂娟. 万全痘疹诊治思想探析 [J]. 中医杂志，2011，52（6）：454-457.

［82］管仲安. 肠风论 [A]. 中国中西医结合学会大肠肛门病专业委员会. 第十五届中国中西医结合大肠肛门病学术交流会议论文集萃 [C]. 中国中西医结合学会大肠肛门病专业委员会：中国中西医结合学会，2012：

299–302.

［83］杜兰芳，顾江红.古代医籍中对难产的描述 [J].西部中医药，2012，
25（2）：47–49.

［84］黄一卓.中医脾阴学说古今文献研究与其学术源流探析 [D].大连医科
大学，2012.

［85］高伟，郭爽.论"不通则痛" [J].河南中医，2012，32（11）：1445.

［86］杨昆蓉，褚贵保.张元素遣方用药特色探析 [J].云南中医学院学报，
2013，36（1）：78–79.

［87］修成奎，林晓峰.周慎斋学术思想浅谈 [J].黑龙江中医药，2013，42
（1）：3–4.

［88］艾军，汪受传，戴铭，等.麻疹中医辨证论治方法专家调查研究报告
[J].辽宁中医杂志，2013，40（4）：622–624.

［89］江珂锓，王悦.周慎斋论治内伤虚损病证思想探析 [J].云南中医学院
学报，2013，36（6）：83–84.

［90］张利静.脾阴之理论探讨研究 [D].广州中医药大学，2013.

［91］陈钧华.《医家秘奥·脉法卷》平脉用方的研究 [D].浙江中医药大学，
2013.

［92］李艳青，张重华，王均宁.保元汤溯源 [J].中医文献杂志，2014，32
（4）：15–16.

［93］刘浩，李燕.李东垣脾胃论学术思想的阐发 [J].陕西中医，2014，35
（5）：640–641.

［94］田合禄.《脾胃论》的精髓是五运六气 [J].中医临床研究，2014，6（9）：
122–126.

［95］范慧胜.从中医角度全面分析——痞满、痢疾、噎膈［J].内蒙古中医药，2014，33（26）：20–21.

［96］刘敏，闫军堂，刘晓倩，等.钱乙辨治儿科4种常见病的学术经验探析［J].浙江中医药大学学报，2014，38（12）：1384–1386.

［97］付滨，杨美娟，周玉政.明代医家"薛立斋"之名考实［J].中医文献杂志，2015，33（2）：23–25.

［98］蒋志诚.论《伤寒杂病论》"观其脉证，知犯何逆，随证治之"的临床应用［J].中国医药指南，2015，13（4）：215–216.

［99］任春芝，孟静岩，朱颖，等.从脾论治妇科疾病之理论浅析［J].江苏中医药，2015，47（4）：10–12.

［100］潘峥.关于鹤膝风的明清时期中医古籍研读和思考［J].江苏中医药，2015，47（6）：71–74.

［101］王天琪，胡素敏，魏勇军.李东垣学术思想探究［J].河北中医，2015，37（9）：1397–1399+1440.

［102］刘玲，郑欢.浅析不通则痛，以通为法论治实证头痛［J].湖北中医杂志，2015，37（12）：47–48.

［103］闫玉冰.周慎斋使用补中益气汤经验浅析［J].光明中医，2016，31（1）：21–22.

［104］李满意，王晴，娄玉钤.臂痹的源流及相关历史文献复习［J].风湿病与关节炎，2016，5（1）：55–63.

［105］金露露，杨柱，罗莉，等.浅议"亢害承制"理论对临床的指导意义［J].中医学报，2016，31（2）：208–210.

［106］邹勇.刘完素五运六气学术思想探析［J].山东中医药大学学报，

2016，40（4）：330-332.

［107］赵仁龙，于仪农.周之干及《周慎斋医案稿》概述［J］.中医杂志，2016.57（6）：533-535.

［108］黄颖.天花病名演变探析［J］.浙江中医药大学学报，2016，40（6）：456-458.

［109］黄大未.越婢汤治疗成人水痘实例［J］.浙江中医杂志，2016，51（8）：610.

［110］颜隆，贺娟.论五行学说起源、发展和演变［J］.北京中医药大学学报，2016，39（9）：709-713.

［111］陈慧娟，袁开惠.《黄帝内经》阴阳脉析义［J］.中国中医基础医学杂志，2016，22（11）：1453-1454+1456.

［112］蔡佳宇，常文静，蔡辉.论《黄帝内经》"有故无殒，亦无殒"的含义及临床意义［J］.中医学报，2017，32（1）：60-63.

［113］翟金海，陈兰，花海兵.张元素遣药制方论形成的理论渊源［J］.长春中医药大学学报，2017，33（2）：179-181.

［114］彭新，尹玉芳，于峥，等.朱丹溪学术思想渊源探讨［J］.中国中医基础医学杂志，2017，23（3）：299-300.

［115］李磊，过伟峰，林玉惠，等.益气养血、祛风化痰通络法治疗麻木的立论依据［J］.陕西中医药大学学报，2017，40（6）：10-12+15.

［116］孙相如，何清湖，陈小平，等.先秦两汉时期阴阳学说的形成发展及其对藏象理论的影响［J］.中华中医药杂志，2017，32（8）：3367-3370.

［117］杨威，王国为，冯茗渲.五运六气治则治法研究［J］.中国中医基础医

学杂志，2017，23（8）：1037-1039.

[118] 刘锐.周慎斋脉诊特色 [N].中国中医药报，2017-11-23（004）.

[119] 唐景荣.黄芪桂枝五物汤加减治疗手脚麻木案 [J].中国民间疗法，
　　　2017，25（12）：42-43.

[120] 胡利娜，叶瑜.薛己对成方运用探析 [J].亚太传统医药，2018，14（2）：
　　　87-88.

[121] 王泷，郭彦麟，孙钰，等.薛己对易水学派的贡献 [J].中国中医基础
　　　医学杂志，2018，24（3）：299-300+389.

[122] 朱景智.周慎斋脉理特色 [N].中国中医药报，2018-03-09（004）.

[123] 范忠星，张弘，周计春.张元素学术思想辨析 [J].中医文献杂志，
　　　2018，36（4）：9-12.

[124] 刘舒，鞠宝兆.《黄帝内经》带下病探微 [J].实用中医内科杂志，
　　　2018，32（5）：53-55.

[125] 陈一凡，席榕，唐爽，等.基于古今文献分析的松花粉食疗应用探究
　　　与展望 [J].亚太传统医药，2018，14（6）：122-125.

[126] 臧敏，刘磊，包素珍，等.从《黄帝内经》阴阳学说的应用浅议中医
　　　理论发展 [J].中华中医药杂志，2018，33（7）：2754-2757.

[127] 吴焕波，朱翠翠.从《医家秘奥》看慎斋辨证 [J].中国民间疗法，
　　　2018，26（7）：3-4.

[128] 李心机.张仲景论"痞"释义并"类似证"举隅 [J].山东中医杂志，
　　　2018，37（9）：713-717.

[129] 李晓荣，徐传花.《傅青主女科》滋阴思想在崩证证治中的应用探析
　　　[J].中国中医急症，2018，27（9）：1661-1663.

［130］赵兴友，阎兆君，周旭．阎兆君辨治小儿惊风经验 [J].中医学报，2018，33（10）：1934-1938.

［131］刘燚，王海军．阴阳升降理论探析与启迪 [J].上海中医药杂志，2018，52（11）：32-35.

［132］张福顺，伍永灼，王羡强，等．浅析《内经》五运六气学说中的几个基础问题 [J].深圳中西医结合杂志，2018，28（18）：37-39.

［133］冯亚慧．明代脾藏象理论与临证应用研究 [D].辽宁中医药大学，2018.

［134］马骏，段永强，杨晓轶，等．周慎斋运用"补肾不如补脾"理论治疗泄泻经验探析 [J].国医论坛，2019，34（6）：12-14.

［135］马骏，段永强，巩子汉，等．周慎斋脾胃学术思想研究概况 [J].中医药信息，2020，37（1）：84-88.

**汉晋唐医家（6名）**

张仲景　王叔和　皇甫谧　杨上善　孙思邈　王　冰

**宋金元医家（19名）**

钱　乙　刘昉　陈无择　许叔微　陈自明　严用和
刘完素　张元素　张从正　成无己　李东垣　杨士瀛
王好古　罗天益　王　珪　危亦林　朱丹溪　滑　寿
王　履

**明代医家（24名）**

楼　英　戴思恭　刘　纯　虞抟　王　纶　汪　机
薛　己　万密斋　周慎斋　李时珍　徐春甫　马　莳
龚廷贤　缪希雍　武之望　李　梴　杨继洲　孙一奎
吴　崑　陈实功　王肯堂　张景岳　吴有性　李中梓

**清代医家（46名）**

喻　昌　傅　山　柯　琴　张志聪　李用粹　汪　昂
张　璐　陈士铎　高士宗　冯兆张　吴　澄　叶天士
程国彭　薛　雪　尤在泾　何梦瑶　徐灵胎　黄庭镜
黄元御　沈金鳌　赵学敏　黄宫绣　郑梅涧　顾世澄
王洪绪　俞根初　陈修园　高秉钧　吴鞠通　王清任
林珮琴　邹澍　王旭高　章虚谷　费伯雄　吴师机
王孟英　陆懋修　马培之　郑钦安　雷　丰　张聿青
柳宝诒　石寿棠　唐容川　周学海

**民国医家（7名）**

张锡纯　何廉臣　陈伯坛　丁甘仁　曹颖甫　张山雷
恽铁樵